Adriane Koppelle

Vakzinierungsversuche bei der chronischen myeloischen Leukämie

Adriane Koppelle

Vakzinierungsversuche bei der chronischen myeloischen Leukämie

Wissenschaftliche Arbeit mit Patienten nach allogener Stammzelltransplantation

Südwestdeutscher Verlag für Hochschulschriften

Impressum/Imprint (nur für Deutschland/only for Germany)
Bibliografische Information der Deutschen Nationalbibliothek: Die Deutsche Nationalbibliothek verzeichnet diese Publikation in der Deutschen Nationalbibliografie; detaillierte bibliografische Daten sind im Internet über http://dnb.d-nb.de abrufbar.
Alle in diesem Buch genannten Marken und Produktnamen unterliegen warenzeichen-, marken- oder patentrechtlichem Schutz bzw. sind Warenzeichen oder eingetragene Warenzeichen der jeweiligen Inhaber. Die Wiedergabe von Marken, Produktnamen, Gebrauchsnamen, Handelsnamen, Warenbezeichnungen u.s.w. in diesem Werk berechtigt auch ohne besondere Kennzeichnung nicht zu der Annahme, dass solche Namen im Sinne der Warenzeichen- und Markenschutzgesetzgebung als frei zu betrachten wären und daher von jedermann benutzt werden dürften.

Coverbild: www.ingimage.com

Verlag: Südwestdeutscher Verlag für Hochschulschriften GmbH & Co. KG
Dudweiler Landstr. 99, 66123 Saarbrücken, Deutschland
Telefon +49 681 37 20 271-1, Telefax +49 681 37 20 271-0
Email: info@svh-verlag.de

Zugl.: Duisburg-Essen, Universität, Diss., 2010

Herstellung in Deutschland:
Schaltungsdienst Lange o.H.G., Berlin
Books on Demand GmbH, Norderstedt
Reha GmbH, Saarbrücken
Amazon Distribution GmbH, Leipzig
ISBN: 978-3-8381-2851-1

Imprint (only for USA, GB)
Bibliographic information published by the Deutsche Nationalbibliothek: The Deutsche Nationalbibliothek lists this publication in the Deutsche Nationalbibliografie; detailed bibliographic data are available in the Internet at http://dnb.d-nb.de.
Any brand names and product names mentioned in this book are subject to trademark, brand or patent protection and are trademarks or registered trademarks of their respective holders. The use of brand names, product names, common names, trade names, product descriptions etc. even without a particular marking in this works is in no way to be construed to mean that such names may be regarded as unrestricted in respect of trademark and brand protection legislation and could thus be used by anyone.

Cover image: www.ingimage.com

Publisher: Südwestdeutscher Verlag für Hochschulschriften GmbH & Co. KG
Dudweiler Landstr. 99, 66123 Saarbrücken, Germany
Phone +49 681 37 20 271-1, Fax +49 681 37 20 271-0
Email: info@svh-verlag.de

Printed in the U.S.A.
Printed in the U.K. by (see last page)
ISBN: 978-3-8381-2851-1

Copyright © 2011 by the author and Südwestdeutscher Verlag für Hochschulschriften GmbH & Co. KG and licensors
All rights reserved. Saarbrücken 2011

Inhaltsverzeichnis

1.	**Einleitung**	3
1.1	Die chronische myeloische Leukämie	3
1.2	Zelluläre Immunität/ Zielantigene bei der CML	5
1.3	Allogene hämatopoetische Stammzelltransplantation	5
1.4	Tumorvakzine	7
1.4.1	Vakzination mit Tumorzellen-/Derivate	8
1.5	Rezidiv- und Immuntherapie mit Spenderlymphozyten	9
1.6	Ausblick	10
2.	**Ziel und Fragestellung**	11
3.	**Patienten, Material und Methoden**	12
3.1	Patienten und Spender	12
3.1.1	Allgemeine Zusammenfassungen	12
3.1.2	Patient I	12
3.1.3	Patient II	16
3.2	Behandlungsplan	18
3.3	Material	19
3.3.1	Materialliste	19
3.4	Methoden	23
3.4.1	Immunphänotypisierung und Durchflusszytometrie	23
3.4.2	Aufbereitung des Impfstoffes	25
3.4.2.1	Gewinnung mononukleärer Zellen	25
3.4.2.2	Isolierung von T-Zellen und Monozyten	25
3.4.2.3	Herstellung einer Verdünnungsreihe	26
3.4.2.4	Gewinnung von humanem Serum	26
3.4.2.5	Aufbereitung dendritischer Zellen	26
3.4.2.6	Herstellung des Zelllysates	27
3.4.2.7	Pulsierung von Spenderdendriten mit lysierten CML-Zellen des Empfängers	27
3.4.2.8	Aufbereitung des Impfstoffes	28
3.4.3	Isolierung von RNA	28
3.4.4	Durchführung der PCR	28

3.4.4.1	Allgemeines	28
3.4.4.2	Amplifizierung von T-Zell-DNA und des Zytokins IFN-γ	29

4. Ergebnisse 33

4.1	Immunphänotypisierung	33
4.2	Sensitivität des eingesetzten Nachweisverfahrens	34
4.2.1	Sensitivität der quantitativen Real-time PCR	34
4.2.2	IFN-γ Expression	34
4.3	Ergebnisse der quantitativen Real-time PCR bei Patient I im extramedullärem Rezidiv der CML	34
4.4	Ergebnisse der quantitativen Real-time PCR bei Patient II im hämatologischem Rezidiv	36
4.5	IFN-γ Expression im Vergleich beider Patienten	37
4.6	Klinische Resultate an Hand der bcr-abl Expression beider Patienten	38
4.7	Klinische Verlaufskontrolle und Verträglichkeit des Vakzins bei beiden Probanden	40

5. Diskussion 41

6. Zusammenfassung 48

7. Literaturverzeichnis 49

8. Anhang 57

8.1	Abkürzungsverzeichnis	57
8.2	Legende	59

9. Danksagung 61

1. Einleitung

1.1. Die chronische myeloische Leukämie

Die chronische myeloische Leukämie (CML) ist eine maligne Erkrankung der pluripotenten hämatopoetischen Stammzelle. Diese Erkrankung tritt bei Männern geringfügig häufiger auf, als bei Frauen mit einem Altersgipfel im 5.-6. Lebensjahrzehnt. Eine direkte Ätiologie wurde bis jetzt noch nicht festgestellt, wobei eine Häufung des Auftretens nach Exposition mit ionisierender Strahlung berichtet wurde.

Die CML ist durch das Philadelphia-Chromosom (Ph-Chromosom) charakterisiert, dessen Fusionsgen ein Fusionsprotein bildet, das aus Sequenzen des abl-Proteins und des bcr-Proteins entsteht. Das abl-Protein ist eine inaktive, nukleäre Tyrosinkinase. Durch die Entstehung des Fusionsproteins bcr-abl ist die Tyrosinkinase aktiviert. Die Diagnose der CML kann durch den Nachweis des Ph-Chromosoms oder einer bcr-abl-Rearrangierung gestellt werden.

Typisch für die CML ist das Auftreten von myeloischen Vorstufen im peripheren Blut (Myelozyten, Promyelozyten und/oder Myeloblasten), eine Basophilie und Eosinophilie, sowie ein hyperzelluläres Knochenmark vereinbar mit einer chronischen myeloproliferativen Erkrankung.

Die CML zeigt in ihrem Verlauf verschiedene Entwicklungsstadien: Die chronische Phase, die akzelerierte Phase und die Blastenphase. Der klinische Verlauf von CML-Patienten ist dabei sehr variabel. Eine möglichst exakte Risikoeinschätzung nach Erstdiagnose ist für den Krankheitsverlauf und dessen Therapiefolge unverzichtbar. Das Ziel der Behandlung in der chronischen Phase ist, je nach Alter des Patienten, eine Heilung der Erkrankung und/oder Verbesserung der Überlebenszeit durch Verhinderung einer Progression. In den Anfängen der CML Therapie wurde meist ionisierende Bestrahlung eingesetzt, welche in der Folge durch Monochemotherapien, insbesondere Busulfan und Hydroxyurea ersetzt wurde. Später kamen mit der allogenen Stammzelltransplantation, Kombinationschemotherapien und Interferon-α weitere Therapieoptionen hinzu. Der Anfang der 90er Jahre eingeführte Tyrosinkinaseinhibitor Imatinib hat sich nach sehr guten Behandlungserfolgen als Standardprimärtherapie etabliert. Imatinib ist ein abl-spezifischer Tyrosinkinaseinhibitor. Trotz effizientem Ansprechen gibt es nach wie vor Patientengruppen, die nicht optimal auf diese Therapie ansprechen und eine Imatinibresistenz entwickeln. Daher wurden Tyrosinkinaseinhibitoren der zweiten und auch dritten Generation entwickelt. Bereits jetzt wurde schon für einige der "Second-Line-Tyrosinkinaseinhibitoren" wie Dasatinib und Nilotinib über Resistenzentwicklungen berichtet (Quintas-Cardama et al. 2006; Gilles et al.2006). In etwa 20-25% der initial resistenten Patienten konnte dabei die T315I-Mutation nachgewiesen werden. Von großem Interesse ist daher die Entwicklung von neuen

Kinase-Inhibitoren, die auch beim Vorliegen der T315I-Mutation klinische Aktivität zeigen. Neben einer Reihe von kleinen Molekülen, die sich meist noch in der präklinischen Entwicklung befinden, sind dabei die Inhibitoren der Aurorakinasen bislang am besten untersucht. Im Falle einer therapierefraktären CML, oder bei Hochriskopatienten unter 70 Jahren, steht als weitere Therapieoption die allogene Blutstammzelltransplantation zur Verfügung. Weitere noch in der Entwicklung befindende Therapieansätze beschäftigen sich mit der gezielten Manipulation der Immunabwehr (Rojas J.M., Knight K., Wang L. et. al, 2007). Die Annahme, dass die Immunität bei der CML eine Rolle spielt, wird durch folgende Punkte gestützt: Erstens konnte in der Arbeit von Kolb (Kolb et. al. 2004) der Nachweis von zellulärer Immunität gegen Minor-Histokompatibilitätsantigene (mHA) bei Patienten, welche eine Donor-Lymphozyten-Infusion (DLI) als Rezidivtherapie nach allogener Stammzelltransplantation erhalten haben belegt werden. Zweitens zeigt die Therapie mit Interferon-α eine Wirksamkeit. Drittens konnten epidemiologische Daten eine Korrelation zwischen der Expression bestimmter HLA-Klasse-I-Allele und einer damit verbundenen niedrigeren Inzidenz der CML nachweisen (Posthuma, E.F., J.H. Falkenburg, J.F. Apperley, A. Gratwohl et. al, 1998).

Abbildung 1: a.)   b.)

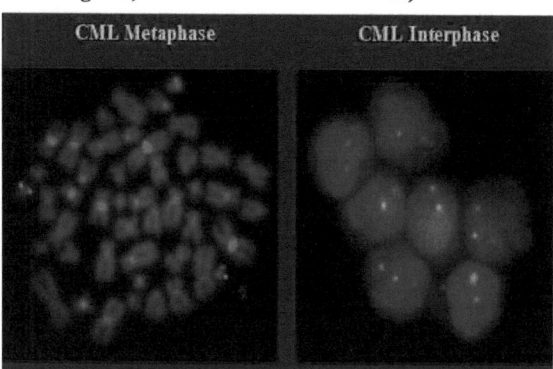

FISH-Untersuchung von Zellen eines CML-Patienten:
a) Metaphasen-FISH, b) Interphasen-FISH. Die Hybridisierung erfolgte mit Sonden für bcr (grün) und abl (rot), die Kolokalisation der bcr- und abl-Signale entspricht dem bcr-abl Fusionsgen.

1.2 Zelluläre Immunität/ Zielantigene bei der CML

In den letzten Jahren haben mehrere Arbeitsgruppen nachgewiesen, dass Leukämie-spezifische oder Leukämie-assoziierte Antigene potenzielle Targetstrukturen für T-Zell-Immunität sind. Unter anderem beschreibt von Eibl (Eibl et. al., 1997) in seiner Arbeit, dass dendritische Zellen von CML-Patienten das Fusionsprotein bcr-abl enthielten. Somit stellt die CML eine besondere Situation in der Tumorimmunologie dar. Die Tumorzelle kann bis zur antigen-präsentierenden Zelle ausreifen. Dadurch ist sie der in Lage tumorspezifische Peptide in immunogener Art zu präsentieren. So sind bcr-abl exprimierende dendritische Zellen benutzt worden, um in vitro eine Leukämie-spezifische Immunität zu induzieren (Nieda et. al., 1998). Der deutlichste klinische Beweis für die Existenz von anti-leukämischer Immunität bei der CML, zugleich auch der größte klinische Erfolg der zellulären Immuntherapie, ist zweifellos die DLI bei Rezidiven, nach allogener Blutstammzelltransplantation (Kolb et al., 1995). Zunächst war der immunologische Wirkmechanismus unklar, später wurden mHA als Zielantigene identifiziert. Immunität gegen mHA beruht auf Polymorphismen von Gewebe-spezifischen Peptidantigenen, welche im HLA-Kontext präsentiert werden. Immunität gegen mHA, wie zum Beispiel mHA-1 und mHA-2, ist mit Graft-versus-Host-Disease (GvHD), aber auch mit Graft-versus-Leukemia Effekt (GvL) assoziiert. Es kann angenommen werden, dass eine gegen mHA gerichtete T-Zell-Immunität in der Lage ist, die Rezidivrate zu senken (Klosterboer et al., 2004; Kolb et al., 2004). Da manche mHA präferenziell auf hämatopoetischen Zellen exprimiert werden, ergibt sich theoretisch die Möglichkeit der Induktion einer GvL ohne GvHD.

1.3. Allogene hämatopoetische Stammzelltransplantation

Die Transplantation allogener hämatopoetischer Stammzellen gilt bei einigen malignen hämatologischen Erkrankungen als einzige kurative Therapie. Darunter fällt unter anderem die akute lymphatische Leukämie (ALL), akute myeloische Leukämie (AML), myeolodysplastische Syndrome (MDS), Osteomyeolofibrose (OMF), verschiedene Lymphome, das Multiple Myelom, sowie die chronische myeloische Leukämie. Die Wirkung der Stammzelltransplantation erklärt sich nicht allein durch die zytotoxische Wirkung der kombinierten Radio- und Chemotherapie. Auch der Einfluss der immunologischen Kontrolle der Leukämie durch die transplantierten Spenderzellen, welcher als GvL Effekt bezeichnet wird, ist von großer Bedeutung. Für diese immunologische Kontrolle spielen T-Lymphozyten eine ganz entscheidende Rolle. So ist die Transplantation T-Zell-depletierter Stammzellen mit einem höheren Risiko eines Rezidivs nach erfolgter allogener Stammzelltransplantation verbunden. Der bedeutenste Hinweis auf die

Existenz CML-spezifischer Immunmechanismen, sind die höheren Rezidivraten nach allogener Blutstammzelltransplantation im Falle von synergener Zwillingstransplantation, T-Zell-Depletion des Transplantates oder maximaler Immunsuppression. Ebenfalls konnte in früheren Studien die Korrelation zwischen Überleben und moderater GvHD nach allogener Stammzelltransplantation nachgewiesen werden. Ziel einer allogenen Transplantation hämatopoetischer Stammzellen ist es, die malignen Zellen im Knochenmark des Patienten zu eliminieren. Dies geschieht durch bestimmte Vortherapien, als sogenannte myeloablative Therapien, meist kombiniert als Radiochemotherapie, sowie durch die im Spendertransplantat vorhandenen T-Lymphozyten, die einen antineoplastischen Effekt bewirken. Dieser wird als bereits erwähnte GvL-Reaktion bezeichnet. Daneben wird durch das Vorhandensein der T-Lymphozyten eine Unverträglichkeitsreaktion ausgelöst, die so genannten GvHD. Das Ansprechen der Transplantation hängt unter anderem von der Art der Konditionierungstherapie, der immunsuppressiven Therapie, der Zellzusammensetzung des Transplantates und der HLA-Kompatibilität zwischen Spender und Empfänger ab. Patienten die nicht an einer GvHD erkranken, haben ein höheres Risiko zu rezidivieren, als solche die eine Unverträglichkeit gezeigt hatten, wie in verschiedenen Studien nachgewiesen werden konnte (Weiden et al., 1979). Eine weitere Studie zeigte, dass durch den Einsatz T-Zell-depletierter Transplantate, die Ausbildung einer GvHD vermieden werden kann (Apperley et al., 1988). Ein Ziel ist es, den Schweregrad der GvHD so gering wie möglich zu halten. Ein Therapiekonzept zur Vermeidung einer schweren GvHD besteht darin, den Patienten zunächst ein T-Zell depletiertes Transplantat (CD34+-hochangereichertes Stammzelltransplantat) zu transfundieren, um diese Zellen zu einem späteren Zeitpunkt in aufsteigender Dosierung zu infundieren. Anzustreben ist ein Zeitpunkt von 90 Tagen nach der Transplantation, wenn die akute Phase der Transplantation überschritten ist. Dieses Konzept kann vor allem bei Patienten mit Philadelphia-Chromosom positiven malignen hämatologischen Grunderkrankungen eingesetzt werden, die mit den Zellen eines HLA-identischen verwandten Spenders transplantiert wurden. Durch die quantitative Detektion des bcr-abl Rearrangements kann frühzeitig ein beginnendes Rezidiv detektiert werden. Mit der dann folgenden Gabe der Spender-Lymphozyten in aufsteigender Dosierung, wird ein anti-leukämischer Effekt ausgelöst, ohne dass es durch die Gabe der T-Lymphozyten zu einer schweren chronischen GvHD kommt (Horowitz et al., 1990; Kolb et al., 1995; Munker et al., 2002; Elmaagacli et al., 2003). Ein weiteres Ziel der allogenen Stammzelltransplantation ist der Aufbau eines neuen intakten Immunsystems. Der Einfluss eines Vakzins auf die Stimulation eines "naiven", intakten Immunsystems nach Transplantation, ist ein Gegenstand dieser Arbeit.

1.4. Tumorvakzine

Die Möglichkeit, dass eine Immunantwort gegen Leukämiezellen ausgebildet werden kann, ist durch den GvL-Effekt hinreichend belegt. Die Immunantwort gegen Leukämiezellen zu steigern und therapeutisch zu nutzen, ist ein nahe liegender Ansatz. Klinische Hinweise (Horowitz et al., 1990) und auch experimentelle Daten (Bortin et al. 1973) ließen vermuten, dass die GvL-Reaktion nicht zwingend mit einer GvHD verbunden sein muss. Der eindeutige Nachweis, dass eine GvH-Reaktion auf das lymphohämatopoetische System beschränkt sein kann, ohne gleichzeitig eine GvHD zu induzieren, konnte 1988 von Megan Sykes erbracht werden (Sykes et al., 1988). Mittlerweile hat diese Therapieform eine weltweite Verbreitung gefunden und wurde erfolgreich bei mehreren Krankheitsentitäten eingesetzt (Porter et al., 1999). Insbesondere bei der CML sind autologe DC als Vakzine geeignet. Bei einer Vakzinierung mit DC ergibt sich für die CML eine Besonderheit. Da DC und Leukämiezellen von einer gemeinsamen bcr-abl-positiven Progenitorzelle abstammen, sind DC von CML-Patienten zu einem großen Teil nicht nur bcr-abl-positiv, sondern wahrscheinlich auch positiv für andere Leukämie-assoziierte Antigene. Solche DC sind in der Lage, in vitro Leukämie-spezifische zytotoxische T-Zellen zu induzieren (Rammensee, H.G. et al., 1993, Goldberg, A.L. et al., 1992). Die Grundlage für die Ansatzpunkte der verschiedenen Tumorvakzinationen besteht in der Tatsache, dass das Immunsystem bei der Bekämpfung von Tumorzellen offensichtlich eine bedeutende Rolle spielt. Hierzu zählt unter anderem das sporadische Auftreten von spontanen Tumorremissionen im natürlichen Verlauf einer Tumorerkrankung. Das erhöhte Auftreten von Malignomen unter intensiver immunsuppressiver Therapie, sowie die Wirksamkeit von immunstimulierenden Therapien mit IFN-α und IL-2 bei Patienten mit Melanom oder Nierenzellkarzinom. Zur Tumorabwehr kommen sämtliche Effektoren des angeborenen und erworbenen Immunsystems in Frage. Als Effektoren des erworbenen Immunsystems sind hier vor allem antigenspezifische B-und T-Lymphozyten zu nennen. Die Grundlage Tumorpatienten mit tumorspezifischen Antigenen zu vakzinieren, ist die aktive Immunisierung mit Hilfe von professionellen Antigen präsentierenden Zellen, wie zum Beispiel den dendritischen Zellen. Diese können das Antigen zu den Lymphozyten tragen und diese stimulieren. Dendritische Zellen, die verantwortlich für die Immuntoleranz sind, könnten eventuell aus einer spezifischen Zelllinie, wie zum Beispiel lymphoide dendritische Zellen, wachsen. Auf der anderen Seite besteht die Vermutung, dass dendritische Zellen, unabhängig von ihrer Herkunft, für eine Toleranz der immunstimulatorischen Funktionen verantwortlich sind. Dies könnte vom Ausmaß der Aktivität und Expression von kostimulierenden Molekülen, der Anzahl der vorhandenen dendritische Zellen, oder anderer Faktoren (Sallusto et al., 1999) abhängig sein.

Daneben scheint es, dass dendritische Zellen selbst die determinierenden Faktoren für ihre stimulatorischen, inhibitorischen und regulatorischen Funktionen bilden. Es ist anzunehmen, dass dendritische Zellen verschiedene aktivierende oder hemmende Zytokine, transmembranöse Proteine oder andere Moleküle exprimieren, die für diese Wirkungen verantwortlich sind (Hwu et al., 2000). In verschiedenen klinischen Phase I/II- Studien kamen unterschiedliche Antigenformate (Peptide, Proteine, Antigen im viralen Vektor), sowie unterschiedliche Adjuvantien (GM-CSF, ex vivo DC) zur Anwendung. Ziel dieser Vakzinierungsversuche war es bei Patienten messbare Parameter zu haben, die eine Immunantwort mit partiellen oder kompletten Tumorremissionen (Marchand et. al. 1999, Rosenberg et. al. 1998, Timermann et. al. 2002) darlegen. Bei dieser Art von Vakzinierung und die darauf folgende Immunantwort ist es nach wie vor eine Herausforderung objektivierbare Messparameter zu erhalten, die gezielt den Erfolg der Vakzinierung darstellen. Einschränkungen gibt es auf peripherer und zentraler Ebene durch zum Beispiel immunologischer Toleranz gegen spontan aufgetretene Autoantigene. Diese können zu geringerer tumordestruierender Wirkung führen. Weiterhin muss bedacht werden, dass sich die Antigenität einer Tumorzelle im zeitlichen Verlauf verändern kann. Dadurch wird es schwieriger ein optimales Vakzin gezielt für diese Tumorzelle herzustellen. Hier wäre zum Beispiel ein nächster Schritt eine simultane Immunisierung mit mehreren Tumorantigenen (Multi-Epitop-Vakzin).

1.4.1. Vakzination mit Tumorzellen-/Derivaten

Ein Vorteil dieser Art von Vakzination ist es, dass alle tumorassoziierten Antigene in einem Vakzin enthalten sind und diese vorher nicht identifiziert werden müssen. Aufgrund fehlender kostimulatorischer Moleküle muss man in Stimulationsansätzen diese Antigene zum Beispiel mit immunstimulierenden Zytokinen supplementieren. Ein anderer Ansatz ist es, Tumorzellen zu lysieren und sie mit autologen dendritischen Zellen als Tumorvakzine einzusetzen. Nach Renner (Renner et al., 2001) führten in klinischen Studien derartige Vakzinationen bei bis zu 30 % der Patienten zu partiellen oder kompletten Tumorremissionen. Ein großes Problem der Vakzinierungsansätze ist es, Vakzine so zu optimieren, dass sie Antigenitäten besitzen die interindividuell zu vergleichen sind. Weiterhin muss auf eine standardisierbare Menge an Tumorzellen geachtet werden, um eine objektivierbare Immunantwort zu erhalten.

1.5 Rezidiv und Immuntherapie mit Spenderlymphozyten

Das Rezidivrisiko nach allogener Stammzelltransplantation ist umso höher je fortgeschrittener die maligne hämatologische Grunderkrankung ist. Die Immuntherapie mit Lymphozyten vom Stammzellspender bietet bereits im Rezidivfall die Möglichkeit zu einer erneuten Remission. Tierexperimentelle Daten wurden von Hans-Jochen Kolb generiert, der im Hundemodell eindeutig zeigen konnte, dass eine DLI-Gabe vor Tag 60 nach Knochenmarktransplantation zu einer letalen GvHD führte, während sie danach zur Konversion des gemischten in einen kompletten Chimärismus ohne Entwicklung einer GvHD führte (Kolb et al., 1997). Kolb zeigte weiterhin in seinen Arbeiten, dass DLIs bei Patienten erstaunliche Remissionen zu induzieren vermochten und somit eine neue Ära der Zelltherapie einläuteten (Kolb et al., 1990). Die besten Ergebnisse der DLIs bestehen bei der CML. So konnte die Arbeit von Guglielmi (Guglielmi et al. 2002) zeigen, dass Patienten von einer niedrigeren Konzentration an DLIs profitierten im Hinblick einer Vermeidung einer GvHD (62%) oder Myelosuppression (78%). Die 3-Jahres-Überlebensrate lag bei 84 %. Vorraussetzung für dieses als adaptive Immuntherapie bezeichnete Vorgehen ist der Nachweis eines Chimärismus im Knochenmark und/oder Blut, keine aktive GvHD, keine Infektionen, sowie Immunsuppressionsfreiheit für mindestens vier Wochen. In der modernen Transplantationsmedizin beschreibt der Chimärismus das Verhältnis der körpereigenen Zellen des Patienten mit den körperfremden Zellen eines Spenderorgans. Bei der allogenen Stammzelltransplantation ist ein vollständiger Chimärismus (complete or full chimerism) definiert als ein Zustand, indem alle hämatopoetischen und lymphatischen Zellen vom Spender abstammen. Die nicht-hämatopoetischen Zellen sind weiterhin vom Empfänger, d.h. vom Patienten. Ein gemischter Chimärismus (mixed chimerism) beschreibt den Zustand, in dem Spenderzellen und Patientenzellen gleichzeitig im Blut oder im Knochenmark vorhanden sind. Die Methode der Wahl bei zytogenetischem oder hämatologischem Rezidiv ist die gleichzeitige Behandlung mit Interferon-α. Bei Rezidiven in fortgeschrittenen Stadien, kann die gleichzeitige Behandlung mit Interferon-α und Granulozyten-stimulierendem-Faktor (GM-CSF) erfolgreich sein, sowie der Einsatz von Tyrosinkinaseinhibitoren der ersten (Imatinib®) und zweiten Generation (Dasatinib®, Nilotinib®). Nebenwirkungen sind bei etwa 10-20 % der Patienten mit hämatologischem Rezidiv eine Panzytopenie.

1.6. Ausblick

Die moderne Tumorimmunologie ist ein junges Fach. Grundlegende Erkenntnisse zur Antigenpräsentation und zur MHC-restringierten T-Zell-Immunität stammen aus den 90er Jahren. Diese Erkenntnisse waren die Voraussetzung für die Entwicklung effektiver Vakzine. Dennoch sind die klinischen Erfolge der Tumorvakzinierung weit hinter den Erwartungen zurückgeblieben. Die Gründe hierfür sind vielfältig, ein wesentlicher Grund ist aber in der Anwendung von Tumorvakzinen in einer inadäquaten klinischen Situation zu sehen. Ergebnisse zeigen, dass eine weit fortgeschrittene Tumorerkrankung die ungünstigste Situation für die Tumorvakzinierung ist, da sich in den meisten Fällen eine unüberwindbare Toleranz ausgebildet hat. In den letzten beiden Jahrzehnten wurde in der Tumorimmunologie in murinen Tumormodellen gezeigt, dass Tumorvakzine am effektivsten sind, wenn Tumormassen sehr klein bzw. noch nicht ersichtlich sind, während die Vakzine bei großen etablierten Tumoren meist ihre Wirksamkeit verlieren. Klinische Erfolge erscheinen nur realistisch in der Situation von minimaler Resterkrankung (MRD) und Prophylaxe. Bei der Entwicklung solcher neuen Therapiekonzepte werden voraussichtlich auch zukünftige Ergebnisse der Tumortherapie durch adoptiven T-Zell-Transfer eine Rolle spielen. Der klinische Erfolg der Tyrosinkinase-Inhibitoren hat bei der CML ideale Voraussetzungen für Vakzinierungen geschaffen. So kann eine MRD mit einer Rest-Tumorzellmasse nur noch mit moderner PCR-Technologie erfasst werden. Die Zukunftsperspektive von Vakzinen könnte daher in adjuvanter Therapie von Hochrisikopatienten, im Kontext mit anderen Therapiemodalitäten untersucht werden.

2. Ziel und Fragestellung

Zielsetzung dieser Arbeit war die gezielte Manipulation der Antigenpräsentation zur Induktion einer tumorspezifischen Immunantwort. Es galt daher, die Induktion einer tumorspezifischen Immunantwort zu verbessern, und diese durch eine etablierte Methode zu messen.

Folgende Themenkomplexe sollten an Patienten in verschiedenen Krankheitsphasen einer CML nach allogener Stammzelltransplantation bearbeitet werden:

1. Ist es möglich durch gezielte Vakzinierung mittels patienteneigenen leukämischen Zellen und damit gepulsten dendritischen Spenderzellen eine messbare immunstimulatorische Wirkung zu erzielen?
2. Hat die Krankheitsphase der Patienten (hämatologisches Rezidiv versus zytogenetischer Remission) nach allogener Stammzelltransplantation einen Einfluss auf die Wirksamkeit der Vakzine?
3. Kann durch die Applikation der Vakzine ein signifikanter GvL-Effekt erzielt werden ohne die Auslösung einer GvHD?
4. Haben die Vakzine durch die immunstimulatorische Wirkung einen positiven Effekt auf das molekulargenetische Ansprechen (Quantifizierung der bcr-abl Transkripte)?

Hierzu etablierte ich eine Methode zur Herstellung von Vakzinen, welche aus CML-Zellen des Patienten und dendritischen Spenderzellen bestanden. Ferner habe ich eine Methode zur Messung der immunmodulatorischen Wirkung etabliert, welche die Induktion von IFN-γ in Abhängigkeit der CD8+ T-Zell Konzentration darstellt. Ein Monitoring zum Verlauf der Erkrankung habe ich durch den molekulargenetischen Nachweis des bcr-abl Transkriptes vorgenommen.

3. Patienten, Material und Methoden

3.1 Patienten und Spender

3.1.1 Allgemeine Zusammenfassungen

Die Vakzinierungsversuche fanden von September 2000 bis April 2001 in der Klinik-und Poliklinik für Knochenmarktransplantation des Universitätsklinikums Essen statt. Es wurden für den Vakzinierungsversuch zwei Patienten und deren Spender rekrutiert. Diese wurden eingehend über das Forschungsprojekt zu verschiedenen Zeitpunkten der Impfung aufgeklärt. Die Patienten als auch die Spender, erhielten ausführliche dokumentierte Aufklärungen über mögliche Komplikationen, wie Infektionen, allergische Reaktionen, Wirkungslosigkeit und Letalität. Ebenso wurde die Ethik-Kommission für dieses hochexperimentelle Therapieverfahren informiert und einbezogen. Sowohl die Patienten als auch deren Spender gaben ihr schriftliches Einverständnis. Das unterschriebene Ethikvotum ist im Anhang einzusehen. Die gesamte Studie befasste sich mit zwei speziell ausgesuchten Patienten mit einer Philadelphia-Chromosom-positiven chronischen myeloischen Leukämie. Die Vakzinierung erfolgte bei einem der Patienten im Krankheitsstadium eines hämatologischen Rezidivs, bei dem anderen Patienten im Stadium eines stabilen extramedullären Rezidivs. Nachfolgend werden beide Patienten vorgestellt.

3.1.2 Patient I

Bei Patient I handelte es sich um einen 33 jährigen Mann mit Philadelphia-Chromosom-positiver chronischer myeloischer Leukämie (Erstdiagnose 7/96 in erster chronischer Phase). Die Ersttherapie wurde von Juli 1996 - Mai 1997 mit Hydroxyurea durchgeführt. Nach Auftreten einer Blastenkrise (Blastenanteil 90%) im Mai 1997 wurde er im gleichen Monat mit Vincristin und Prednison vortherapiert, und ist nachfolgend im Juni 1997 zweimalig mit einer Induktionschemotherapie mit den Substanzen Fludarabin und Cytosinarabinosid behandelt worden. Unter dieser Therapie erreichte der Patient die zweite chronische Phase im Juli 1997, so dass man ihm im August 1997 das HLA-identische Mark des Bruders nach myeloablativer Konditionierung transplantieren konnte. Nach erneutem Auftreten eines lymphatischen Blastenschubs im März 1998 erhielt er in diesem und dem darauffolgenden Monat eine weitere Chemotherapie mit Prednison und dem Alkaloid Vincristin. Eine allogene Retransplantation mit Blutstammzellen des HLA-identischen Bruders unter dosisreduzierter Konditionierungstherapie mit Fludarabin, ATG und Busulfan sowie reduzierter immunsuppressiver Prophylaxe folgte am 18. Mai 1998. Patient I zeigte eine akute GvHD Grad III (Thomas et al. 1975) im Mai 1998. Als weitere Komplikation trat eine VOD auf, sowie eine sekundär chronifizierte Transplantat gegen Wirt Reaktion mit ausgeprägter Sicca-Symtomatik beider Augen und lichenoiden Veränderungen der Mundschleimhaut. Ein viertes lymphatisches Rezidiv manifestierte sich medullär sowie extramedullär am linken Hoden im November 1999. Darauf folgte eine erneute Chemotherapie mit Prednison und Vincristin und anschließender zweimaliger Chemotherapie mit Fludarabin und Cytosinarabinosid im November und Dezember 1999. Gleichzeitig wurde eine Orchiektomie links durchgeführt. Das fünfte Rezidiv der CML manifestierte sich extramedullär am rechten Oberkiefer sechs Monate später im Juli 2000. Dieses wurde mit 30 Gray bestrahlt. Eine kurzzeitige Remission wurde durch Gabe von zwei Kursen Chemotherapie mit Fludarabin und Cytosinarabinosid im Juli und August 2000 erzielt. Zur Erhaltung dieses Stadiums erhielt Patient I Ende August 2000 eine Immuntherapie mit einer DLI. Ein sechstes Rezidiv konnte am 2. November 2000 nachgewiesen werden durch eine lymphatische Blastenkrise sowie extramedullärer Lymphommanifestation an der siebten Rippe rechts und pleuralem Befall ventrolateral und paravertebral auf der gleichen Seite. Zu diesem Zeitpunkt bestand bei Patient I ebenfalls eine ausgeprägte GvHD, mit Sicca-Symptomatik an beiden Augen, Leberwerterhöhungen und Hautbeteiligung. Zusammenfassend kann man die Situation von Patient I zu diesem Zeitpunkt als hochpalliativ bezeichnen, da extramedulläre Lymphommanifestationen nachgewiesen werden konnten. Ziel war es daher bei diesem deutlich vortherapierten Patienten, die klinischen Symptomatiken zu verbessern und eine Graft-versus-Leukämie Wirkung zu verstärken. Als neues Therapiekonzept erfolgte bei ihm im November 2000 die Leukämievakzination.

Allgemeinzustand Patient I vom 7. 11. 2000

Patient I zeigte sich in einem sehr schlechten Allgemeinzustand (ECOG 2). Im Vordergrund seiner Erkrankung standen die starken Schmerzen, die insbesondere an der siebten Rippe an Intensität zugenommen hatten und dadurch bedingt Ein- und Durchschlafstörungen verursachten. Des Weiteren war das Trockenheitsgefühl an beiden Augen, sowie die Hautschuppung unverändert geblieben. Es bestand zu diesem Zeitpunkt kein Anzeichen eines Infektgeschehens. Die erste subkutane Applikation der als Leuvax-Impfstoff bezeichneten Vakzine erfolgte am rechten Oberschenkel am 31.10.2000 und wurde gut vertragen.

Tabellarische Zusammenfassung der Krankendaten des Patienten I

	Patient I:
Labor	7. 11. 2000
	Leukozyten: 1,6/nl
	Hämoglobin: 16,1 g/dl
	Hämatokrit: 76 %
	MCV: 106 fl
	Thrombozyten: 93/nl
	Retikulozyten: 37 ‰
Differenzialblutbild	7. 11. 2000
	Promyelozyten: 1 %
	Myelozyten: 1 %
	Segmentkernige: 47 %
	Lymphozyten: 38 %
	Monozyten: 13 %
PCR-Diagnostik Quantitative bcr-abl- Untersuchung	27. 10. 2000 bcr-abl/GAPDH Expression: 0,5 % → bcr-abl positive
Knochendichtemessung	7. 4. 2000 Normalbefund
Skelettszintigraphie	27. 10. 2000 Befundstabilisierung im Bereich der 7. Rippe rechts
Immunglobulin-Elektrophorese	Unauffällig

Röntgen-Thorax	18.8.2000 Nachweis einer interthorakalen Tumormanifestation, kein Anzeichen einer kardialen Dekompensation
CT	2.11.2000 Thorax: 1. costale Lymphommanifestation ventro-caudal rechts 2. pleurale Lymphommanifestation ventrolateral und paravertebral rechts 3. vereinzelte kleine Lymphknoten parabronchial links

Zusammenfassung aller bisherigen Therapiemaßnahmen bei Patient I

Chemotherapien	
Vorphasetherapie	Vincristin + Prednison
Induktionstherapie	2x Vincristin + Prednison 2x Fludarabin + Cytosinarabinosid
2x Donor-Lymphozyten-Infusionen	
Radiatio mit 30 Gy	
2x Knochenmarktransplantation	

3.1.3 Patient II

Bei Patient II handelte es sich um einen 20 jährigen Mann mit Philadelphia-Chromosom-positiver CML (Erstdiagnose im Mai 1997 in der ersten chronischen Phase). Der initiale hochleukämische Verlauf mit Splenomegalie und Priapismus wurde von Mai bis Oktober 1997 mit Hydroxyurea und Interferon-α behandelt. Nach einer Konditionierungstherapie mit einer fraktionierten Ganzkörperbestrahlung und Hochdosis-Cyclophosphamid konnte im Oktober des gleichen Jahres eine allogene Transplantation mit peripheren Blutstammzellen der HLA-identischen Schwester vorgenommen werden. Das erste Rezidiv trat im Juli 1999 auf, welches für ein halbes Jahr mit Interferon-α behandelt wurde. Dies erbrachte keine zytogenetische Remission, so dass im Februar 2000 eine Splenektomie vorgenommen wurde. Von März 2000 bis Februar 2001 erhielt Patient II bei progredienter Leukozytose Hydroxyurea und kurzzeitig im Oktober 2000 Cytosinarabinosid bei erneut aufgetretenem Priapismus und zunehmender Leuko- und Thrombozytenzahlen. Im März und Juni 2000 erfolgte die Gabe einer DLI ohne Erreichen eines GvL-Effektes. Im Februar 2001 wiederholte man die Gabe von DLI. Auch zu diesem Zeitpunkt stellte sich kein GvL-Effekt ein. Seit Mai 2001 erhielt der Patient den zu diesem Zeitpunkt neuentwickelten und zugelassenen Thyrosinkinaseinhibitor Imatinib. Die anhaltende Progression der Leuko-und Thrombozytose, mit daraus resultierenden organischen Komplikationen, rechtfertigte ein neues Therapiekonzept. Ziel war es bei diesem Patienten eine erneute Progression der Erkrankung zu verhindern. Die Leukämievakzination begann bei Patient II am 22. Februar 2001.

Allgemeinzustand Patient II vom 24.1.2001

Patient II zeigte zu diesem Zeitpunkt einen leicht herabgesetzten Allgemeinzustand (ECOG 1). Die körperliche Untersuchung ergab keinen Anhalt auf eine GvHD-Reaktion. Des Weiteren stellten sich alle untersuchten Organe ohne pathologische Befundung dar. Lymphome waren nicht zu palpieren.

Tabellarische Zusammenfassung der Krankendaten des Patienten II

	Patient II
Labor	24.1.2001 Leukozyten: 11,4 / nl Hämoglobin: 14,7 g/dl MCV: 107 fl Thrombozyten: 305 /nl Retikulozyten: 11 ‰
Differenzialblutbild	Promyelozyten: 10 % Myelozyten: 8 % Segmentkernige: 38 % Lymphozyten: 32 % Monozyten: 12 %
Immunglobulin-Elektophorese	Unauffällig
PCR-Diagnostik Quantitative BCR-ABL Untersuchung	3.1.2001 36,5% als Hinweis auf ein hämatologisches Rezidiv
Knochendichtemessung	8.02.2000 Normalbefund

Zusammenfassung der Therapiemaßnahmen bei Patient II

Chemotherapien	
Konditionierungstherapie	Cyclophosphamid
	2x Hydroxyurea
	1x Cytosinarabinosid
Immunmodulator	3x Interferon-α
Tyrosinkinaseinhibitor	Imatinib
2x Donor-Lymphozyten-Infusionen	
fraktionierte Ganzkörperbestrahlung	
allogene Blutstammzelltransplantation	

3.2 Behandlungsplan

Das hergestellte Vakzin enthielt 1-3x 10^6 Leukämiezell-Vakzine. Beide Patienten erhielten den Impfstoff insgesamt 3x, im dreiwöchigem Abstand. Zur Bestimmung der CD8+ T-Zell Konzentration und Interferon-γ Expression mittels der Real-time RT-PCR wurde ihnen jeweils an Tag 0, +21, +42 und +63 Blut entnommen. Vor der Vakzination wurde die Interferon-γ Konzentration der T-Lymphozyten bei beiden Patienten gemessen. Während der Leukämiezell-Vakzination wurde ebenfalls die bcr-abl-Expression mittels der Real-time RT-PCR gemessen. Alle Vakzingaben wurden subkutan injiziert und gut vertragen. Organtoxizitäten traten nicht auf.

Abbildung 2:

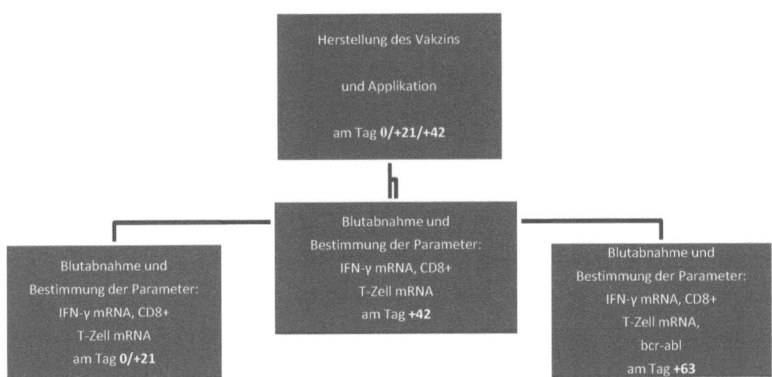

3.3 Material
3.3.1 Materialliste
In diesem Abschnitt werden die verwendeten Chemikalien, sowie Geräte mit denen gearbeitet wurde vorgestellt. Es wurde darauf geachtet, dass nur diese Materialien in der Konzentration der angegebenen Firmen verwendet wurden.

1. Immunphänotypisierung und Durchflusszytometrie: Firma:
Monoklonale Antikörper   Coulter®, Krefeld und
                                                        Becton Dickinson®
                                                        Immuno-Lyse
                                                        Konzentrat Immunoprep,
                                                        Coulter®

2. Aufbereitung mononukleärer Zellen: Firma:
Lymphoprep 1077g/ml   Nycomed Pharma AS®,
                                            Oslo, Norwegen

3. Isolierung von T-Zellen und Monozyten

	Firma:
Türcks-Lösung	Merck®, Darmstadt
EDTA 0,5 mol in PBS ohne Mg und Ca	Klinikapotheke
BSA (Bovines Serumalbumin)	Klinikapotheke
Macs (magnetic cell sorting of human leukocytes) CD8+ und CD14+-MicroBeads	Milteny Biotech GmbH®, Bergisch-Gladbach

4. Aufbereitung von dendritischen Zellen:

	Firma:
CellgroDC-Medium	Cell Genix®
Penicillin/Streptomycin	Seromed® Biochrom KG, Berlin
L-Glutamin	Seromed® Biochrom KG, Berlin
Leukomax 400/GM-CSF (Granulocyte-macrophage-colony-stimulating factor)	Sandoz® Essex Pharma München
Humanes Interleukin 4	Sigma®
RPMI-1640-Medium + L-Glutamin	GibcoBRL®, Life Technologies Ltd., Paisley, Schottland
TNF-α (Tumor-Nekrose-Faktor-α)	R&D Systems®

5. Herstellung einer Verdünnungsreihe

	Firma:
MacsCD3+-MicroBeads	Milteny Biotech GmbH® Bergisch-Gladbach
OKT3 (monoklonaler Maus Antikörper)	Ortho Biotech Products® Bridgewater, USA
FCS (fetales Kälber Serum)	Seromed® Biochrom KG, Berlin
RPMI-1640-Medium+L-Glutamin	GibcoBRL®, Life Technologies Ltd. Paisley, Schottland

6. RNA-Isolation

	Firma:
RLT-Puffer	Qiagen®, Hilden
RNA-Isolations Mini Kit	Qiagen®, Hilden
QiaShredder	Qiagen®, Hilden

7. Umschreibung der RNA in cDNA mittels PCR

	Firma:
PCR- Puffer	Perkin Elmer®, Weiterstadt
dNTPs	Amersham Pharmacia Biotec®
RNAsin	Promega®, Heidelberg
M-MLV-Reverse Transkriptase	GibcoBRL®, Life Technologies Ltd. Paisley, Schottland
Aqua ad injectabilia	B. Braun Melsungen AG®, Melsungen

8. PCR Amplifikation

	Firma:
CD8-Primer forward und reverse	GibcoBRL®, Life Technologies Ltd., Paisley, Schottland
IFN-γ-Primer forward und reverse	MWG-Biotech AG® Ebersberg
Sonden Taq Man CD8, IFN-γ	Perkin Elmer® Weiterstadt
PCR-Puffer	Boehringer®, Mannheim
$MgCl_2$	Perkin Elmer®, Weiterstadt
Ampli Taq Gold Polymerase	Perkin Elmer®, Weiterstadt
Aqua ad iniectabilia	B. Braun Melsungen AG®, Melsungen

Auflistung der zur Anwendung kommenden Geräte

Tiefkühlschrank	Thermo® Electron Corporation Dreilich
Durchflußzytometer	EPICs XL3 Coulter®, Krefeld
Automatenzellzähler	STKS Coulter®, Krefeld

PCR-Geräte:

GeneAmp PCR-System 2400	Perkin Elmer®, Weiterstadt
GeneAmp PCR-System 9700	Perkin Elmer®, Weiterstadt
LightCycler®	Roche®, Mannheim

Photometer:

Lambda Bio UV/VIS Spectrometer	Perkin Elmer®, Weiterstadt

Pipetten:

Finnpipette: 0,1-2µl ; 0,2-10µl ; 10-40µl ; 40-200µl ; 1-5ml

Gilson: 0-20µl; 0-200µl; 0-1000µl

Zählkammer:

Neubauer	Marienfeld

Zell-Separator:

MiniMacs Separation Unit	Miltenyi Biotec®, Bergisch Gladbach

Zentrifugen:

Zentrifuge 5402	Eppendorf®
Hettich Rotanta AP	Hettich®, Tuttlingen
Sigma Laborzentrifuge 2K15	Braun®, Melsungen

3.4 Methoden

3.4.1 Immunphänotypisierung und Durchflusszytometrie

Die kombinierte Anwendung von Immunphänotypisierung und Durchflußzytometrie ermöglicht die qualitative und quantitative Bestimmung von Zellen anhand der Identifikation von Zellmembranproteinen oder von intrazellulären Antigenen. Die bisher bekannten Zellmembranproteine sind im Cluster of Differentiation (CD) aufgelistet und können mittels einer Kennzahl den Zellpopulationen zugeordnet werden, die dieses Merkmal exprimieren. Durch die Auswahl einer geeigneten Kombination dieser Merkmale kann so eine Zellpopulation relativ genau charakterisiert und durch die nachfolgend beschriebenen Methoden nachgewiesen werden.

Die Immunphänotypisierung ermöglicht die Markierung der nachzuweisenden Antigene durch monoklonale Antikörper, die mit fluoreszierenden Farbstoffen konjugiert sind (direkte Immunfluoreszenz, DI). Als Standardfarbstoffe werden fluoreszierendes Isothiocyanat (FITC, grün) und R-Phyco-Erythin (PE, rot) eingesetzt. Die gleichzeitige Markierung von zwei oder drei Antigenen durch verschiedene fluoreszierende Antikörper (Zwei-Farben/Drei-Farben DI) dient der Identifikation und/oder funktionellen Charakterisierung von Zellen anhand ihres typischen Expressionsmusters.

Die Messung der Zellen erfolgt mit Hilfe der multiparametrischen Durchflusszytometrie. Die markierten Zellen werden sequentiell an einem Messpunkt vorbeigeführt, an dem mittels Laserdetektor Zellgröße und Zellgranularität durch die Erfassung von Vorwärtsstreulicht und Seitwärtsstreulicht ermittelt werden. Gleichzeitig können bis zu vier verschiedene Fluoreszenssignale detektiert werden. Durch das gerätespezifische Softwareprogramm werden die Messergebnisse in Scattergraphiken dargestellt, die eine Diskriminierung und die Angabe der relativen Anteile der nachzuweisenden Zellpopulation ermöglichen. Darüber hinaus lässt sich die Absolutzahl der gesuchten Population als Produkt der Gesamtleukozytenzahl und des prozentualen Lymphozytenanteils (zuvor durch Einstellung eines Differentialblutbildes ermittelt) und des durchflusszytometrisch bestimmten prozentualen Anteils der nachzuweisenden Zellart berechnen. Die beschriebenen Methoden wurden zur Vereinheitlichung der Messtechnik, Vergleichbarkeit der Ergebnisse und Qualitätssicherung festgelegt (Rothe, G. und Schmitz, G., 1996; Gutensohn, H. und Serke, S., 1996).

In der vorliegenden Arbeit wurden jeweils 10 µl der benötigten Antikörper unverdünnt mit 100 µl Vollblut (Antikoagulation durch EDTA) nach gründlichem Mischen bei Raumtemperatur über 15 Minuten inkubiert. Anschließend wurden die Erythrozyten mit Immuno-Lyse-Konzentrat zerstört (Immunoprep, Coulter). Eine Übersicht über die verwendeten Antikörper gibt die unten stehende Tabelle. Die Messungen der Zellpopulationen erfolgten an einem EPICs XL3 Durchflußzytometer (Coulter, Krefeld) unter Verwendung der entsprechenden Software. Die Leukozytenzahl und das Differentialblutbild wurden vor Beginn der Messung an einem elektronischen, automatischen Zähler (STKS, Coulter®, Krefeld) bestimmt.

Übersicht über die verwendeten monoklonalen Antikörper

monoklonaler Antikörper	Coulter®, Krefeld	BectonDickinson
CD3	CD3(IgG1)-RD1	Leu 4-FITC/-PE
CD4	T4-FITC	
CD8	T8-FITC	
CD14	µ4-FITC	
CD16		Leu 19-FITC/-PE
CD19	B4-FITC	
CD34		HPC A2
CD45RA	2H4-RD1	
CD45R0	Leu-45R0 PE	
CD56		Leu 11c-FITC/-PE

Die absolute Anzahl der CD8+ T-Zellen wurde bei beiden Patienten vor der ersten Vakzinierung nach durchflußzytometrischer Analyse berechnet. Zusätzlich wurde die Zusammensetzung in Bezug auf den Lymphozytenanteil und der Subpopulation untersucht. (Tabelle im Ergebnisteil)

3.4.2 Aufbereitung des Impfstoffes
3.4.2.1 Gewinnung mononukleärer Zellen

Der erste experimentelle Schritt in der Studie bestand darin, mononukleäre Zellen aus peripherem Blut zu isolieren. Dazu wurden störende Blutbestandteile wie Erythrozyten und Granulozyten eliminiert. Es wurde ein 10 ml Falcon-Röhrchen mit 4 ml Lymphoprep gefüllt und 5 ml heparinisiertes, oder EDTA-Blut vorsichtig darüber geschichtet, so dass es zu keiner Vermischung der beiden Phasen kam. Um eine höhere Zellgewinnung zu erreichen, wurde von jeder Probe mindestens 20 ml Vollblut eingesetzt. Der Ansatz wurde 20 Minuten bei 1700 U/min (500g) zentrifugiert. Die mononukleären Zellen setzten sich von den Erythrozyten ab, so dass man diese und das Plasma abpipettieren konnte. Das gewonnene Material musste zweimal mit PBS-Puffer gewaschen, und für jeweils 10 Minuten bei 1500 U/min (400g) zentrifugiert werden. Der Rest des Materials wurde verworfen. Nach dem Waschvorgang waren die Zellen so vorbereitet, dass diese für die nächsten Schritte weiterverarbeitet werden konnten.

3.4.2.2 Isolierung von T-Zellen und Monozyten

In der Studie war es wichtig, die mengenmäßige Anzahl der vorhandenen T-Zellen bzw. Monozyten zu erfassen. Die Isolierung erfolgte in beiden Fällen über eine magnetische Zellseparation nach dem Milteny-Verfahren. Bei der magnetischen Zelltrennung wurden CD8-Antigen positive T-Zellen bzw. CD14-Antigen positive Monozyten mit magnetisierten, gegen das Antigen gerichteten Maus-Antikörper (Maus-AK), markiert. Über eine Separationssäule, die sich in einem Magnetfeld befand, konnten sich dann die unmarkierten Zellen von den magnetgekoppelten Zellen abtrennen. Dafür wurden die über Ficoll-Auftrennung gewonnenen mononukleären Zellen in 1 ml PBS-Puffer gelöst. Von den nun vorhandenen Zellen wurden 10µl der Zellsuspension mit 90 µl Türcks- Lösung gefärbt und in einer Neubauer-Zählkammer gezählt. Die übrigen Zellen wurden abzentrifugiert und dann in 80 µl MACS-Puffer pro $1x\ 10^7$ Zellen gelöst. Zu dieser Zellsuspension gab man 20 µl MACS CD8 bzw. CD14 MicroBeads (ferromagnetische Antikörper) pro $1x10^7$ Zellen hinzu. Nach einer Inkubationszeit von 15 Minuten bei 4°C wurden die Zellen mit 10 ml MACS-Puffer gewaschen und 10 Minuten bei 1500 U/min (400g) zentrifugiert. Danach wurde der Überstand dekantiert und die Zellen in 500 µl MACS- Puffer pro $1x10^7$ Zellen gelöst. Um nun die markierten Zellen aus der Gesamtzellsuspension zu gewinnen, gab man die Zellen über die mit Puffer vorgespülte Säule. Nach dreimaligem Spülen der Säule mit je 500 ml Puffer waren alle nicht markierten Zellen in der sogenannten Negativfraktion aufgefangen und konnten verworfen werden. Die Positivfraktion wurde nach Herausnehmen der Säule aus dem magnetischen Feld mit 1 ml Puffer und einem Stempel aus der Säule herausgepresst. Um eine größere Reinheit der Zellen zu erlangen, wurden die Zellen in der Positivfraktion ein zweites Mal über die Säule gegeben.

3.4.2.3 Herstellung einer Verdünnungsreihe

Damit die gemessenen Ergebnisse in einem späteren Schritt vergleichbar sind, erstellte man mit CD3+ positiven T-Zellen eine Standardkurve. Hierzu isolierte man nach dem gleichen Prinzip wie oben beschrieben CD3+ Zellen aus Heparinblut von gesunden Probanden. Zur Stimulierung der gewonnen T-Zellen gab man 100µl OKT3 mit 9 ml RPMI-Medium und 1ml FCS in 60 ml Zellkulturflaschen und bebrütete diesen Ansatz für 2 Stunden bei 37°C. Die Zellen wurden danach mit RPMI-Medium zweimal gewaschen und abzentrifugiert. Anschließend wurde die RNA aus den Zellen isoliert und in cDNA umgeschrieben. Die vorhandene Menge an cDNA konnte nun mit dem Spectrometer vermessen und für eine Verdünnungsreihe berechnet werden.

3.4.2.4 Gewinnung von humanem Serum

Die im nächsten Schritt gewonnen dendritischen Zellen der Patienten und Spender wurden in deren eigenem Serum angezüchtet. Des Weiteren wurde für den Impfstoff als Medium das Serum des Patienten gebraucht. Hierzu zentrifugierte man deren peripher gewonnenes Blut in Serumröhrchen und deaktivierte das so gewonnene Serum für 30 Minuten bei 57°C im Wasserbad.

3.4.2.5 Aufbereitung dendritischer Zellen

Für die Teilstudien stellte man dendritische Zellen sowohl vom Patienten, als auch von dessen Spender her. Dafür wurden die über Ficoll-Auftrennung gewonnenen mononukleären Zellen in 1ml CellgroDC-Medium aufgenommen, und für zwei Stunden in einer 60 ml Gewebekulturflasche mit 8 ml CellgroDC-Medium und 1 ml autologem-Serum in einem Brutschrank bei 37°C und 5% CO_2 liegend inkubiert. Nach dieser Inkubationszeit hatten sich am Boden der Gewebekulturflasche Monozyten adhäriert. Die übrigen nicht adhärierten Zellen pipettierte man mit dem Medium ab und verwarf sie. Die Flaschen wurden erneut mit 9 ml CellgroDC-Medium und 1 ml autologem Serum gefüllt. Um nun aus den adhärierten Monozyten dendritische Zellen zu gewinnen, wurde jeweils 100 U/ml Interleukin-4 (IL-4) und 100 U/ml Granulozyten-Makrophagen-Kolonie-stimulierenden-Faktor (GM-CSF) dazugegeben. Diese wurden dann für fünf Tage bei 37°C und 5% CO_2 inkubiert. Um eine noch stärkere dendritische Aufzweigung der Zellen zu erhalten, gab man am fünften Tag 100 U/ml Tumor Necrosis Factor-α hinzu und ließ die Zellen für weitere zwei

Tage inkubieren. Nach dieser Zeit waren unter dem Mikroskop dendritische Verzweigungen an den Zellen zu erkennen. Da die Zellen fest am Boden der Kulturflasche hafteten, mussten sie mit 4%igem Xylocain abgelöst werden. Die Xylocain-Lsg. wurde aus 30 ml RPMI-Medium, 10 ml FCS und 10ml 4%igem Xylocain hergestellt. Der in den Kulturflaschen vorhandene Überstand wurde dekantiert und im Austausch jeweils 10 ml der Xylocain-Lsg. hineinpipettiert. Der Ansatz wurde wiederum für eine halbe Stunde in den Inkubator gelegt, so dass man danach die dendritischen Zellen abpipettierte und bei 1500 U/min abzentrifugierte. Um keine Restbestände der Xylocain-Lsg. zu behalten, spülte man noch einmal mit CellgroDC-Medium nach.

3.4.2.6 Herstellung des Zelllysates

Die Aufbereitung des Zelllysates erfolgte bei beiden Patienten aus peripherem Blut. Wichtig war es bei beiden Patienten die Zellen zuerst über eine Säule laufen zu lassen, um vorhandenen T-Zellen zu isolieren und nur CML-Zellen im Lysat zu haben. Die Zellisolierung erfolgte mittels der Ficollseparation, wie oben beschrieben. Mit CellgroDC-Medium wurden die Zellen zweimal gewaschen und danach in 1ml CellgroDC gelöst und unter dem Mikroskop gezählt. Die Zellzahl wurde notiert, um diese in einem späteren Schritt zum Dendritenansatz geben zu können. Die Zellsuspension wurde in ein Cryo-Röhrchen gegeben und ohne Zusatz von DMSO (Dimethylsulfoxid) bei -70°C über Nacht eingefroren. Am nächsten Tag wurde dieses für 30 Minuten bei Raumtemperatur aufgetaut, um anschließend wieder eingefroren zu werden. Diesen Schritt wiederholte man noch zweimal, um einen sicheren Zelltod herbeigeführt zu haben. Zur Kontrolle nahm man eine Vitalfärbung vor mit 10µl Ansatz und 90µl Eosin und begutachtete das Zelllysat unter dem Mikroskop. Wären noch vitale Zellen im Ansatz gewesen, hätten sich diese rot angefärbt.

3.4.2.7 Pulsierung von Spenderdendriten mit lysierten CML Zellen des Empfängers

Die fertig ausgereiften dendritischen Spenderzellen hielt man in Kultur mit CellgroDC-Medium. Diese wurden vor der Fusion abzentrifugiert und unter dem Mikroskop gezählt. Es wurde ein Verhältnis von 1:1 dendritischen Zellen zu Zelllysat ausgewählt. Den Zellfusionsansatz gab man erneut für 18-24 Stunden in den Inkubator.

3.4.2.8 Aufbereitung des Impfstoffes

Die dendritischen Zellen wurden in ein 50 ml Falconröhrchen abpipetiert und 1 ml Serum zum Ansatz hinzugegeben. Nach der Resuspension wurden die Zellen abzentrifugiert und als Impfstoff in 500µl Patientenserum eingestellt. Diese Menge konnte den Patienten nun subkutan injiziert werden.

3.4.3 Isolierung von RNA

Zur Darstellung der aktivierten T-Zellen, sowie der Expression von IFN-γ mittels der PCR-Technik war es notwendig, aus den gewonnenen Zellen eine reine RNA herzustellen. Die RNA wurde mittels eines kommerziell erhältlichen Isolationskits gewonnen. Dazu wurde im Einzelnen die Probe zunächst aufgereinigt, indem die Zellsuspension über eine Säule 2 Minuten bei 14000 U/min abzentrifugiert wurde. Zu dieser Probe wurden 350µl 75% Ethanol zugegeben, gut gemischt und bei 10000 U/min eine Minute über eine andere Säule erneut abzentrifugiert. Bei diesem Zentrifugationsvorgang blieb die RNA in dem Netz der Säule haften. Die aufgefangene RNA wurde dreimal gewaschen. Bei dem ersten Waschgang wurden 700µl RW1-Puffer über die Säule gegeben und 1 Minuten bei 10000 U/min zentrifugiert. Der Überstand konnte verworfen werden. Danach wurde zweimal mit RPE-Puffer gewaschen, wobei man das erste Mal eine Minute bei 10000 U/min und das zweite Mal 5 Minuten bei 14000 U/min zentrifugierte. Um sicher zu gehen, dass sich kein Waschpuffer mehr auf der Säule befand, wurde die Säule ein weiteres Mal ohne jeglichen Zusatz ca. 1 Minute bei 10000 U/min zentrifugiert. Um nun die gereinigte RNA aus der Säule herauszulösen, wurde 30µl Rnase freies Aqua dest. auf die Säule gegeben und für 2 Minuten bei 14000 U/min zentrifugiert. Für alle Zentrifugationsschritte wählte man eine Temperatur von 20°C.

3.4.4 Durchführung der PCR
3.4.4.1 Allgemeines

Bei der Polymerase-Ketten-Reaktion (PCR) handelt es sich um ein hochsensitives Verfahren, mit dem man gesuchte Genabschnitte darstellen kann. Nach Zugabe bestimmter Reagenzien wird die Replikation des gesuchten Genabschnittes in vitro durch zyklische Temperaturveränderungen so oft wiederholt, bis die DNA in einer ausreichenden Menge vorliegt. Durch die hohe Sensitivität besteht bei der PCR eine starke Anfälligkeit für Kontaminationen, wobei das Hauptproblem hierbei in falsch positiven Ergebnissen liegt. Um solches zu vermeiden, wurde die Empfehlungen von Kwok und Higuchi (1989) übernommen:

1. häufig verwendete Reagenzien wie Primer, Sonden und RNA-Proben wurden unter sterilen Bedingungen aliquotiert;
2. alle Reaktionsgefäße und Pipettenspitzen wurden autoklaviert verwendet; für alle Schritte wurden unterschiedliche Pipetten benutzt und die verschiedenen Reagenzien an unterschiedlichen Orten aufbewahrt;
3. die Isolierung der RNA und die PCR-Ansätze wurden in anderen Räumen durchgeführt als die Amplifikation und die Elektrophorese;
4. bei jedem Ansatz wurde sowohl eine negativ Probe (Aqua dest.) als Kontrolle der Abwesenheit von Kontamination, als auch eine positiv Kontrolle mitgeführt.

3.4.4.2 Amplifizierung von T-Zell-DNA und des Zytokins IFN-γ

Zu Beginn der Amplifizierung wurde die vorhandene RNA zunächst in cDNA umgeschrieben. Die durchgeführte Umschreibung bestand aus zwei Schritten: Für den ersten Schritt wurde ein Gemisch aus 8µl RNA und 2µl pDN6 hergestellt und für 10 Min. bei 70°C denaturiert.

Nach diesem Schritt wurde ein Mix hergestellt aus:

10x PCR Puffer		5µl
dNTP	je 25µmol	8µl
RNasin	40U/µl	0,25µl
reverse Transcriptase	200U/µl	0,025µl
H$_2$O		27µl

Dieser Mix wurde der Probe dazugegeben und danach erst 60 Minuten bei 37°C und 5 Minuten bei 95°C denaturiert. Von der so gewonnenen cDNA setzte man 5µl für die PCR ein. Ziel war es herauszufinden, inwieweit sich die Expression der CD8+ T-Zell mRNA, sowie die mRNA Expression des Zytokins IFN-γ, im Verlaufe der Stimulation durch die Vakzine änderten. Um dies zu analysieren, wurde die Methode der Einschritt Real-Time RT-PCR mit dem LightCycler® übernommen. Die Real-time RT-PCR erlaubt es nicht nur qualitativ das Vorhandensein eines bestimmten Merkmals auf der menschlichen DNA nachzuweisen, sondern vielmehr auch die genaue Anzahl der vorhandenen Transkripte zu berechnen. Hierzu wurde eine Verdünnungsreihe, wie oben beschrieben, mitgeführt. Durch das Hinzufügen einer sequenzspezifischen Hybridisierungssonde zu dem Reaktionsgemisch, die einen fluoreszierenden Farbstoff (sogenannte Fluophore) enthält, und mit Hilfe eines Fluorimeters, kann dann die Anreicherung der gesuchten

Nukleinsäure während der Amplifizierung verfolgt werden. Als Sonde verwendete man eine fluoreszenzmarkierte Taqman™-Sonde. Diese Taqmansonde besteht aus einem Oligonukleotid, dessen 5'-Ende mit einem fluoreszierenden Reporter-Farbstoff (Fluoreszein-Derivat) markiert ist, während das 3'-Ende einen fluoreszierenden Quencher-Farbstoff (Rhodamin-Derivat) trägt und mit einem Phosphatrest blockiert ist. Wird die intakte Sonde bei einer spezifischen Wellenlänge (488 nm) zur Fluoreszenz angeregt, so wird die Fluoreszenz des Reporter-Farbstoffes aufgrund der räumlichen Nähe zum Quencher-Farbstoff durch einen Fluoreszenz-Energietransfer (FRET) unterdrückt. Während der PCR hybridisiert die Sonde mit den Primern zunächst am Matrizenstrang. In der Extensionsphase wird die hybridisierte Sonde durch die 5'-3'-Exonuklease-Aktivität der Taq-Polymerase hydrolysiert. Freie, nicht hybridisierte Sonden werden nicht hydrolysiert. Kommt es zur Sondenhydrolyse, so wird die räumliche Nähe und damit auch der FRET-Mechanismus zwischen Reporter und Quencher unterbrochen. Das so freigesetzte Farbsignal ist streng sequenzspezifisch, da nicht vollständig bindende Sondenmoleküle verdrängt werden, bevor die Exonukleaseaktivität der Taq-Polymerase aktiviert wird. Entsprechend der Akkumulation der PCR-Produkte steigt die Fluoreszenz des Reporters mit jedem PCR-Zyklus an. Die Veränderung der Fluoreszenzsignale wird mit dem Light Cycler Zyklus für Zyklus erfasst und gezählt. Zur Durchführung der RT-PCR wurden standisierte Reaktionszusätze der Firmen Gibco Life Technologies, Perkin Elmer und Boehringer eingesetzt. Der PCR-Ansatz für die CD8 Messung bestand aus einem Gemisch aus 5µl cDNA und den im Folgenden aufgeführten Komponenten:

Primer CD8 forward	30pmol/l	0,18µl
Primer CD8 reverse	30pmol/l	0,15µl
Boehringer Puffer		2µl
$MgCl_2$	25mM	2,4µl
Sonde CD8	12,5pmol/l	0,25µl
Taq-Gold	5U/µl	0,25µl
H_2O		9,8µl

Der PCR Ansatz für IFN-γ bestand ebenfalls aus 5µl cDNA und den folgenden Komponenten:

Primer IFN-γ forward	30pmol/l	0,15µl
Primer IFN-γ reverse	30pmol/l	0,15µl
Boehringer Puffer		2µl
$MgCl_2$	25mM	2,4µl
Sonde IFN-γ	12,5pmol/l	0,25µl
Taq-Gold	5U/µl	0,25µl
H_2O		9.8µl

Das eingesetzte Endvolumen betrug bei diesen Ansätzen 15µl. Die reverse Transkriptase Reaktion erfolgte für 20 Minuten bei 55°C. Die daran anschließende Amplifizierung wurde mit einer Denaturierung von 20 Sekunden bei 95°C begonnen und dann über 45 Zyklen mit folgenden Zeiten fortgeführt:

Denaturierung:	95°C	1 sec
Anlagerung der Primer an die DNA Einzelstränge	56°C	15 sec
DNA Synthese	72°C	18 sec

Im Anschluss an den letzten Zyklus wurden die Proben auf 4°C heruntergekühlt. Parallel zu den Proben wurde eine Verdünnungsreihe aus T-Zellen einer gesunden Kontrollperson erstellt. Hierzu wurden photometrisch errechnete Konzentrationen von 750ng, 75ng, 7,5ng, 0,75ng und 75pg sowie eine negativ Kontrolle, die aus Wasser bestand, eingesetzt. Es wurden die folgenden Sonden und Primer eingesetzt analog der Arbeit von Kammula und Mitarbeitern (Kammula et al. 2000):

Primer CD8 for:	5'-CCCTGAGCAACTCCATCATGT
Primer CD8 re:	5'-GTGGGCTTCGCTGGCA
Sonde CD8:	5'-TCAGCCACTTCGTGCCGGTCTTC
Primer INF-γ for:	5'-AGCTCTGCATCGTTTTGGGTT
Primer INF-γ re:	5'-GTTCCATTATCCGCTACATCTGAA
Sonde INF-γ:	5'-TCTTGGCTGTTACTGCCAGGACCCA

Zusammenfassung der Daten der fluoreszenten Farbstoffe, die bei der TaqMan™PCR eingesetzt wurden (R= Reporter, Q=Quencher).

Farbstoff	chemische Bezeichnung	Typ	Anregung [nm]	Emission [nm]
FAM	6-Carboxy-Fluorescein	R	488	518
TAMRA	6-Carboxy-tetramethyl-rhodamin	Q	488	582

4. Ergebnisse

4.1 Immunstatus vor geplanter Vakzinierung

Zur Beurteilung des Immunstatus vor geplanter Vakzinierung wurde bei beiden Patienten mittels der FACS-Analyse die absolute Zellzahl an CD8+ T-Zellen, sowie deren T-Zell Subpopulationen mitbestimmt. IFN-γ wird durch T-Zellen und natürliche Killerzellen exprimiert, so dass dieser Zusammenhang für die Arbeit genutzt wurde. In nachstehender Tabelle sind die jeweiligen Zellpopulationen aufgeführt. Die Anzahl der CD8+ T-Zellen variierte bei beiden Patienten (56/µl bei Patient I, 822/µl bei Patient II). Der gemessene Quotient von zytotoxischen- zu T-Suppressor Zellen war bei beiden Patienten in etwa gleich. Allerdings variierten auch die Zellzahlen bei den T-Helferzellen (51% bei Patient I, 22 % bei Patient II), sowie bei den B-Lymphozyten. Diese konnten bei Patient I zu diesem Zeitpunkt nicht mehr nachgewiesen werden. Die Ergebnisse können einen möglichen Einfluss von vorherigen Therapien wiederspiegeln.

Immunphänotypisierung

	Patient I % pos.	Zellen/µl	Patient II % pos.	Zellen/µl
Leukozyten, CD45+	97,6	161	84	2796
Monozyten, CD45+/CD14+	0,3	0	0,6	20
T-Zellen, CD3+	85,1	141	50,7	1687
T-Helferzellen, CD3+/CD4+	50,4	83	18,5	616
Zytotox./Suppr.T-Zellen, CD3+/8+	34,1	56	24,7	822
Zytotox.NK-Zellen, CD3-/8+	4,7	8	5,5	183
CD4/CD8 Ratio	1,5	1	0,7	1
Nat.Killerzellen, CD3-/CD16+56+	8,8	15	13	433
B-Zellen, CD19+	0,1	0	9,6	319

4.2 Sensitivität des eingesetzten Nachweisverfahrens

4.2.1 Sensitivität der quantitativen Real-time RT-PCR

Um die absolute Konzentration an CD8+ T-Zellen und an INF-γ messen zu können, etablierte man zunächst eine single-step Real-time RT-PCR. Diese RT-PCR wurde mit OKT3 stimulierten T-Zellen eines gesunden freiwilligen Probanden vermessen. Es wurde eine Verdünnungsreihe von 750 ng, 75 ng, 7,5 ng, 750 pg absteigend bis 75 pg hergestellt. Problemlos ließen sich die Verdünnung bis zu 750 pg nachweisen, was einer Sensitivität von 10^{-4} entspricht wie bei vielen konventionellen RT-PCRs.

4.2.2 IFN-γ Expression

Zur Verdeutlichung der Aktivierung des Immunstatus bei beiden Patienten wurde die Messung von IFN-γ messenger-RNA mittels der Real-time-PCR vorgenommen. Die Expression an IFN-γ mRNA wurde im Verhältnis zur Expression von CD8+ T-Zell mRNA gesetzt.

4.3 Ergebnisse der quantitativen Real-Time RT-PCR bei Patient I mit stabilem extramedullärem Rezidiv der CML

Anhand der nachfolgenden Grafik werden die Ergebnisse verdeutlicht. Um einen Vergleichswert für die erhaltenen IFN-γ mRNA Expressionen zu haben, wurden diese vor der ersten Vakzinierung bestimmt. Hier wurden parallel die absoluten mRNA Expressionen der CD8+ T-Zellen mitbestimmt. Bei Patient I erkennt man einen hohen Ausgangswert an IFN-γ (561), der sich bis zur dritten Vakzinierung von den bis dahin gemessenen Expressionen nicht signifikant unterscheidet. Zwischen der zweiten und der dritten Vakzinierung ist die gemessene Konzentration eher leicht abfallend. Im Vergleich dazu zeigte sich bei der CD8+ T-Zell Konzentration allerdings ein stetiger Anstieg der CD8+ T-Zellen.
Die höchste Stimulation für beide Parameter konnte nach der dritten Vakzinierung erzielt werden. Die IFN-γ mRNA Expression (1040) ist um fast das Doppelte (85%) im Vergleich zum Ausgangswert vor Beginn der Vakzinierung angestiegen. Die CD8+ T-Zell mRNA Expression ist um 33% (2629) im Vergleich zum Ausgangswert angestiegen. Zusammenfassend konnte man 9 Wochen nach dem Start der Vakzinierungsversuche den besten Stimulationserfolg für IFN-γ und für die CD8+ T-Zellen erreichen. Zur Verdeutlichung dieser Ergebnisse ist in Graphik 2 der Quotient von INF-γ/CD8+ T-Zellen dargestellt, analog der Arbeit von Kammula und Mitarbeitern (Kammula et al. 2000).

Graphik 1

Verlauf unter Leuvax Patient I

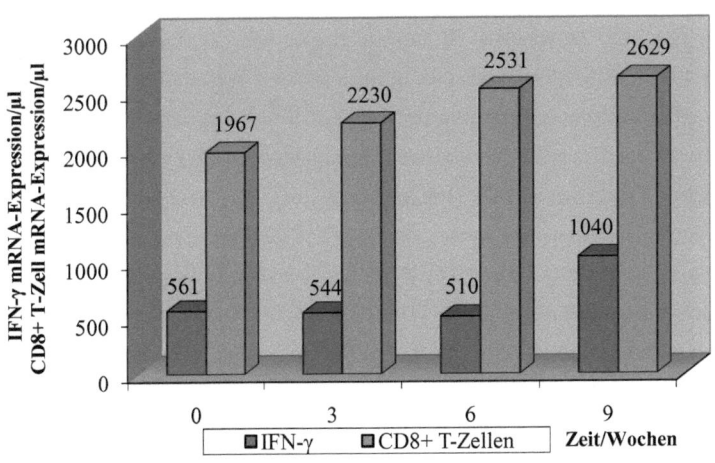

Graphik 2

Expression IFN-γ/CD8+ T-Zellen bei Patient I

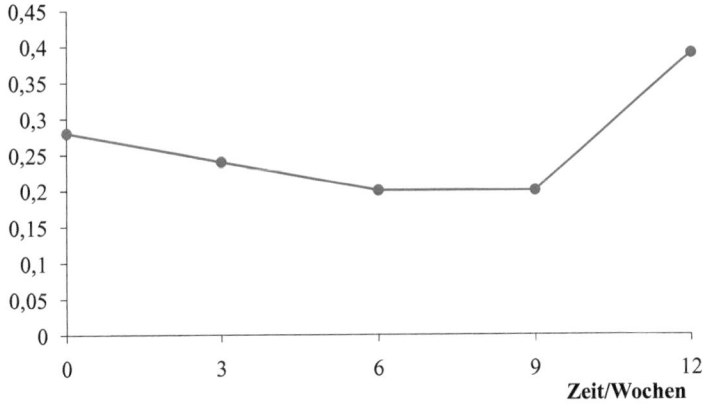

4.4 Ergebnisse der quantitativen Real-time RT-PCR bei Patient II im hämatologischem Rezidiv

Die Ergebnisse von Patient II werden ebenfalls nachfolgend mittels der dargestellten Graphik verdeutlicht (siehe Seite 42). Zu erkennen ist, dass zu Beginn der Vakzinierungsversuche die gemessenen CD8+ T-Zell mRNA Expression eine deutlich höhere Konzentration aufwies, als die gemessene IFN-γ mRNA Expression. Bei diesem Patienten kam es zunächst nach der ersten Vakzinierung zu einem signifikanten IFN-γ mRNA Expressionsanstieg (32) von 106% mit einer ebenfalls angestiegenen Expression an CD8+ mRNA (4816) von 24%. Diese Stimulation konnte nach der 3. Vakzinierung noch gesteigert werden. Nach der 2. Vakzinierung musste allerdings ein Abfall beider Parameter verzeichnet werden. Die IFN-γ Konzentration fiel unter den Wert des zu Beginn der Versuchsreihe gemessenen Wertes. Die CD8+ T-Zell Konzentration fiel auf das Niveau des Ausgangswertes zurück. Nach der 3. Vakzinierung zeigte sich dann wieder eine erneute Stimulation für beide Parameter. Vergleicht man diese Werte mit den Ausgangswerten vor der 1. Vakzinierung, konnte ein Anstieg für IFN-γ von 48% (23) erreicht werden und für die CD8+ T-Zellen einen Anstieg von 43% (5565). Zusammenfassend kann man bei diesem Patienten feststellen, dass der beste Stimulationserfolg für IFN-γ nach 3 Wochen und für die CD8+ T-Zellen nach 9 Wochen erzielt wurde.

Graphik 3

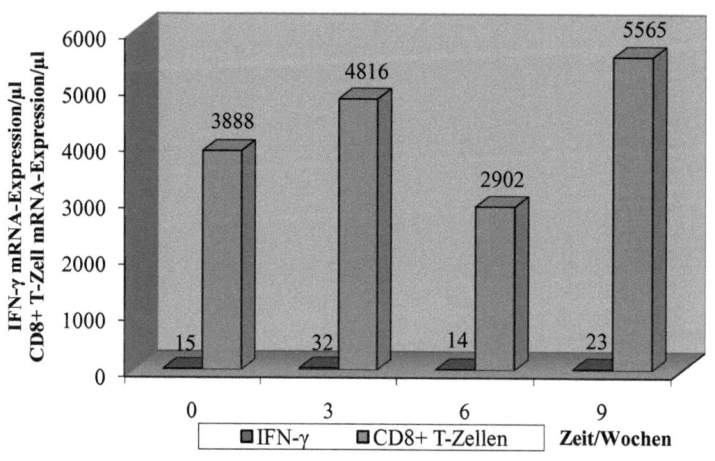

Graphik 4

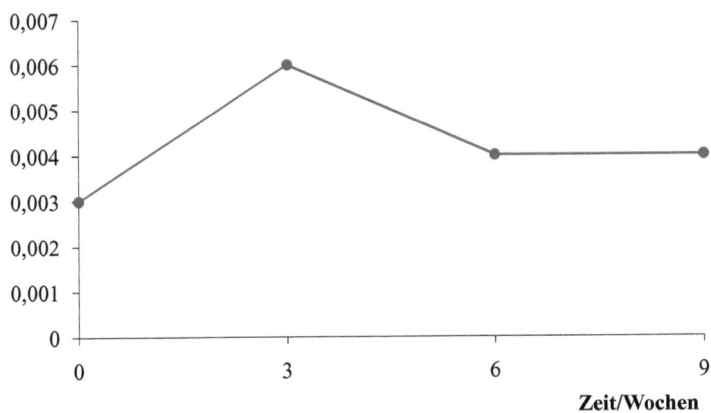

4.5 IFN-γ Expression im Vergleich beider Patienten

Der Vergleich beider Patienten mit jeweils der gleichen Grunderkrankung allerdings zur Zeit der Versuchsreihen in unterschiedlichen Krankheitsstadien, zeigt letztendlich bei beiden eine Stimulation an IFN-γ mRNA um das Doppelte der Ausgangswerte. Genauer betrachtet konnte man bei dem Patienten im hämatologischen Rezidiv einen rascheren Anstieg (nach den ersten drei Wochen) der CD8+ T- Zell mRNA Expression wie auch der IFN-γ Expression erzielen. Dieses Ergebnis zeigte sich bei dem Patienten mit dem extramedullärem Rezidiv erst nach der dritten Vakzinierung (nach 9 Wochen). Weiterhin musste festgestellt werden, dass die CD8+ T- Zell mRNA Expression bei dem Patienten im hämatologischem Rezidiv zunächst nach sechs Wochen absank, um dann wieder leicht anzusteigen, wobei die Gesamtkonzentration an den CD8+ T-Zellen erheblich stärker stimuliert wurde. Im Vergleich dazu zeigte der Patient mit dem stabilen extramedullärem Rezidiv aber manifester GvHD eine zunächst gleich bleibende CD8+ T-Zell mRNA Expression, mit einem relativ geringen Anstieg der Konzentration.

Um eine Einschätzung der Ergebnisse im Hinblick auf eine bessere Stimulation mit nachfolgender Expression zu bekommen, mussten die unterschiedlichen Ausgangswerte der CD8+ T-Zell mRNA beider Patienten betrachtet werden. So zeigte sich bei Patient II, trotz schlechterer IFN-γ Expression, ein höherer Wert der CD8+ T-Zell Expression, als bei dem anderen Patienten (3088 zu 1967). Hier fand man allerdings einen viel geringeren Ausgangswert an der IFN-γ mRNA (15,5 zu 562). Betrachtet man bei beiden Patienten die höchste Expression an IFN-γ, so konnte eindeutig bei dem Patienten in dem Stadium des extramedullären Rezidivs eine um das 30-fache höhere Expression (1040 zu 32) gemessen werden. Zusammenfassend kann an Hand der Daten für beide Patienten eine Stimulation der CD8+ T-Zellen, mit gleichzeitiger IFN-γ Expression, im Mittel um das Doppelte erzielt werden. Allerdings unterschieden sich das Zeitintervall bis zum höchsten Stimulationsergebnis, sowie deren Ausgangswerte.

Graphik 5

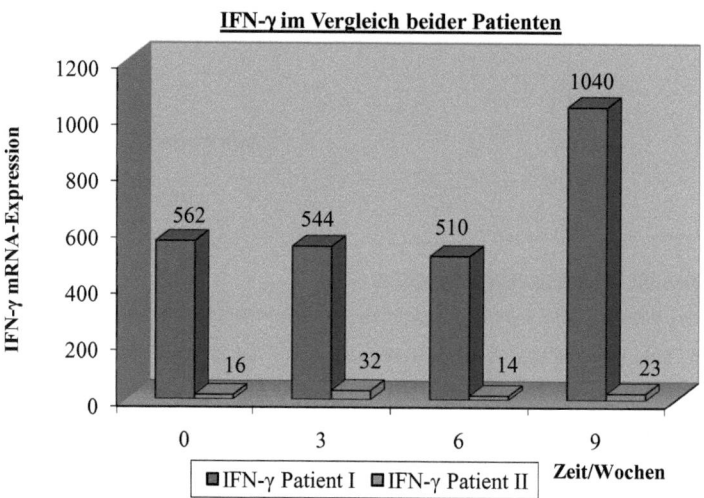

4.6 Klinische Resultate an Hand der bcr-abl Expression beider Patienten

Um einen klinischen Bezug zu den Versuchsreihen herstellen zu können, wurde im wöchentlichen Abstand die bcr-abl Expression mittels der quantitativen Real-time PCR gemessen. Hier wurden die Messungen jeweils einen Monat vor bis einen Monat nach den Vakzinierungsversuchen durchgeführt. So konnte durch diesen sensitiven Marker eine Verlaufskontrolle erfolgen.

Zu Beginn der Versuchsreihen zeigten die gemessenen Werte bei dem Patienten mit dem extramedullärem Rezidiv (Patient I) einen negativen bcr-abl Wert, der sich im Verlauf nicht geändert hat. Auch einen Monat nach Abschluss der Studie konnte man keine Expression nachweisen. Einen Zusammenhang zwischen der gemessenen Zell-oder IFN-γ Expression konnte dadurch nicht dargestellt werden. Bei dem Patienten im hämatologischen Rezidiv (Patient II) konnte ein relativ hoher bcr-abl Ausgangswert von 21,6 % (BCR-ABL/GAPDH) gemessen werden. Dieser konnte nach der ersten Vakzinierung auf 8,4% gesenkt werden. Nach der zweiten Vakzinierung zeigte sich der niedrigste prozentuale bcr-abl Wert von 6,3% . Und erst nach neun Wochen konnte wieder der Ausgangswert von 20% nachgewiesen werden. Interessanterweise sieht man einen Zusammenhang zwischen der ebenfalls deutlichen Stimulation an IFN-γ nach der ersten Vakzinierung und der erhebliche Abfall der bcr-abl Expression. Dieser divergente Verlauf blieb während der gesamten Studiendauer bestehen. Im Vergleich beider Patienten kann ein Zusammenhang der Stimulation durch die Vakzine auf die bcr-abl Expression nur bei Patient II angenommen werden. Diese Ergebnisse weisen darauf hin, dass eine T-Zell Immunität gegen bcr-abl klinisch relevant sein könnte. Eine Vakzinierung gegen Leukämie-assoziierte Antigene könnte ein vielversprechender klinischer Ansatz zur Postremissionstherapie bei der CML sein, zum Beispiel nach dem Einsatz von Thyrosinkinaseinhibitoren.

Patient I

Zeit (Wochen)	Ratio BCR-ABL/ GAPDH	CD8+ T-Zellen	IFN-γ	Ratio IFN-γ/ CD8+ T-Zellen
0	Neg.	1967	562	0,28
3	Neg.	2230	544	0,24
6	Neg.	2531	510	0,2
9	Neg.	2629	1040	0,39
12	Neg.	1577	367	0,23

Patient II

Zeit (Wochen)	Ratio BCR-ABL/ GAPDH	CD8+ T-Zellen	IFN-γ	Ratio IFN-γ/ CD8+ T-Zellen
0	21,6 %	3888	15,5	0,003
3	8,4 %	4816	32	0,006
6	6,3 %	2902	14	0,004
9	20,0 %	5565	23	0,004
12	46,1 %			

Graphik 6

Expression BCR-ABL/GAPDH bei Patient II

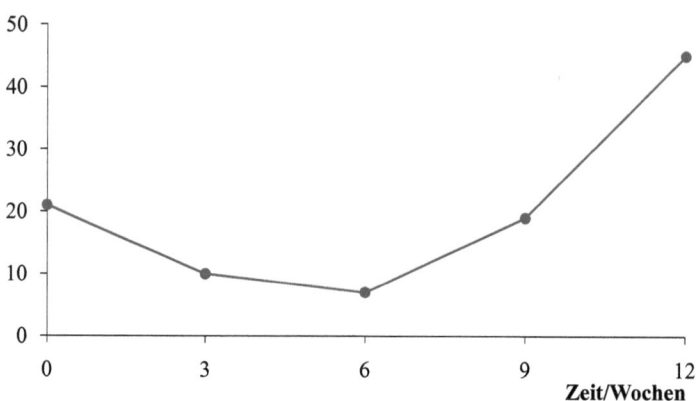

4.7. Klinische Verlaufskontrolle und Verträglichkeit des Vakzins bei beiden Probanden

Insgesamt wurden die dreimaligen Applikationen von Leuvax gut vertragen. Die Injektion erfolgte subkutan am Oberschenkel. Bei beiden Patienten kam es zu keiner Entzündungsreaktion. Nach der Vakzinierung wurden die Patienten jeweils noch zwei Stunden ambulant betreut, um eventuelle allergische Reaktionen ausschließen zu können. Im Rahmen der Applikation traten keine therapieassoziierten Nebenwirkungen auf. Die Patienten wurden jeweils eine Woche vor der nächsten Leuvaxapplikation klinisch und laborchemisch untersucht, um bei neu aufgetretenen Symptomen gezielte Untersuchungen einleiten zu können.

Bei Patient I ist zwei Wochen nach der dritten Vakzinierung ein Progress des extramedullären Rezidivs der CML, an der siebten Rippe rechts, festgestellt worden. Daher erfolgte die weitere Therapie außerhalb der Studie durch Radiatio und Chemotherapie. Im Verlauf verstarb der Patient letztendlich an den Folgen der CML. Patient II zeigte aus klinischer Sicht keine Verschlechterung seines Allgemeinzustandes. Molekulargenetisch musste, wie oben erwähnt, ein Progress anhand der bcr-abl Expression dokumentiert werden. Auch hier erfolgte eine weitere Therapie außerhalb der Studie, in diesem Fall mit einem Tyrosinkinaseinhibitor. Abschließend ist zu erwähnen und für die Fragestellung der Studie wichtig, dass bei beiden Patienten eine Graft-versus-Leukämie Wirkung erzielt werden konnte. Damit konnte ein verlängertes progressionsfreies Überleben erzielt werden und somit eine positive, kurzzeitige Wirkung auf die Lebensqualität.

5. Diskussion

In den letzten Jahren hat die Antigenpräsentation durch dendritische Zellen zur Stimulation einer spezifischen Immunantwort gegen Tumorzellen einen bedeutenden Stellenwert in der Tumorzellvakzination eingenommen. Schon in den 90er Jahren wurden in verschiedenen Arbeitsgruppen Tumorpeptid -beladene dendritische Zellen eingesetzt (Hsu FJ, Zheng X, Thompson CB et al., 1996). Ein Ziel ist es nach wie vor einen geeigneten Vektor für einen Impfstoff herzustellen, der einerseits eine Immunantwort generiert und andererseits eine geringe Nebenwirkungsrate aufweist. Weiterhin müssen, je nach Tumorentität, aussagekräftige Parameter gefunden werden die einen Rückschluss auf den Erfolg einer Immunreaktion geben können. Hier beschäftigten sich in den letzten Jahren mehrere Arbeitsgruppen mit der Messung von aktivierten Immunzellen, wie zum Beispiel den CD8+ T-Zellen (Nielsen MB et al., 2000, Rosenberg SA et al., 1998). Aktuelle Daten von 2009, aus der Arbeitsgruppe von Kantoff im National Cancer Institute in den U.S.A., zeigen eine erfolgreiche Phase II Studie an 125 Patienten die an einem metastasierten Prostatakarzinom erkrankt waren. Diese erhielten 6 Monate lang monatlich subkutan Vakzine welches aus zwei für PSA (Prostata spezifisches Antigen) kodierende Poxviren bestand, kombiniert mit drei immunstimulatorischen Molekülen. Der Endpunkt der Studie war hier das Gesamtüberleben der Patienten. Klinische Daten dazu belegten ein Gesamtüberleben im Mittel von 8,5 Monaten, im Vergleich zu herkömmlichen adjuvanten Chemotherapien mit einem Gesamtüberleben von nur 2,4 Monaten. Das solche Vakzinierungsansätze erfolgversprechend erscheinen, konnte zuvor schon auf dem Gebiet des Melanoms erforscht werden (Rosenberg, SA et al., 1998). Nach wie vor erscheint es allerdings schwierig geeignete Vakzine herzustellen, die auf dem Gebiet der Leukämiezellerkrankungen einen langfristigen Erfolg erzielen. Aktuelle Daten aus der Arbeitsgruppe von Keilholz (Keilholz, U et al., 2009) an der Charité Berlin, zeigen erfolgversprechende Ansätze von Vakzinierungsversuchen bei AML und MDS Patienten mit WT1- Peptiden. Die zur Zeit am besten untersuchte Leukämie, im Hinblick einer Vakzinierung, ist die chronische myeloische Leukämie. Hier konnte gezeigt werden, dass dendritische Zellen von CML-Patienten positiv für das Fusionsprotein bcr-abl waren (Eibl, B., Ebner, C. 1997). Somit stellt die CML eine einzigartige Situation in der Tumorimmunologie dar, da die Tumorzellen bis zu antigenpräsentierenden Zellen ausreifen könnten. Durch die Besonderheit, dass bei der CML einige Tumorzellen gleichzeitig spezialisierte Antigen-präsentierende Zellen sind und daher tumorspezifische Peptide in immunogener Art präsentieren können, könnte eine spontane Immunität gegen bcr-abl begünstigt werden. Bcr-abl exprimierende dendritische Zellen sind daher benutzt worden, um in vitro eine Leukämie-spezifische Immunität zu induzieren (Nieda, M.A.,

Nichol, A. 1998). Ein vollständiger Nachweis, dass bcr-abl-Peptide in CML-Zellen natürlich prozessiert und präsentiert werden, ist allerdings noch nicht erbracht worden. Die Arbeitsgruppe von Jain (Jain N, et al. 2009) in Texas U.S.A. konnte aktuell den Nachweis der Reduktion des für die CML typischen bcr-abl Transkriptes um eine Logstufe erbringen. Die eingesetzten Vakzine bestanden hier aus Peptiden, welche von den bcr-abl Transkripten b3a2 und b2a2 abgeleitet wurden. Die Aspekte der Optimierung eines Vakzins so wie die Prüfung über dessen Erfolg, hängen zum größten Teil von Art und Ausmaß der malignen Erkrankung ab. Die Grundvoraussetzung für den Erfolg einer Vakzinierung ist bis heute ein intaktes Immunsystem. Da die Funktion des Immunsystems bei Tumorpatienten einerseits durch die Erkrankung selbst und andererseits durch multiple Therapien verändert ist, wird das Gebiet der Tumorvakzination vor immer neue Herausforderungen gestellt. Ein Aspekt dieser Arbeit war es daher, Tumorpatienten zu behandeln, deren Immunsystem als naiv zu bezeichnen war. Die Vakzinierungen wurden daher an Patienten nach allogener Stammzelltransplantation durchgeführt. Da die meisten stammzelltransplantierten Patienten in der Regel in den ersten 100 Tagen unter immunsuppressiven Medikamenten stehen und eine Immunstimulation durch Vakzine daher schwierig zu beurteilen ist, wurden Patienten mit einem Rezidiv der zuvor behandelten chronischen myeloischen Leukämie ausgesucht. Davon befand sich ein Patient (Patient I) im Stadium eines stabilen extramedullären Rezidivs, wohingegen bei dem anderen Patienten (Patient II) ein hämatologisches Rezidiv dokumentiert war. Die Schwerpunkte lagen in dem Nachweis einer GvL ohne Induktion einer GvHD durch Bestimmung der bcr-abl Transkripte, so wie das Erreichen eines progressionsfreien Überlebens. Mathé und Mitarbeiter waren die ersten, die beim Menschen den GvL-Effekt für Transplantationserfolge verantwortlich machten und die dafür den Begriff der adoptive Immuntherapie prägten (Mathé et al. 1965). Erste Beweise für die Richtigkeit dieser Vermutung lieferten allerdings erst Weiden und das Transplantationsteam aus Seattle. Sie zeigten, dass Patienten mit akuter oder chronischer GvHD geringere Rezidivraten hatten, als Patienten bei denen diese transplantationsassoziierte Nebenwirkung nicht auftrat (Weiden et al. 1981). Den ersten direkten Beweis für das Vorhandensein eines GvL-Effektes im Menschen konnte schließlich durch Kolb 1990 gezeigt werden (Kolb et al. 1990). Diese Beobachtung wurde von verschiedenen Forschergruppen an CML Patienten untersucht und bestätigt. Man kam zu der Erkenntnis, dass mononukleäre Blutzellen eines allogenen Spenders in der Lage sind, CML Zellen zu zerstören (Nieda M, 1998). Daher war es ein weiteres Ziel dieser Arbeit geeignete Vakzine herzustellen, um diesen Effekt zu optimieren. So bestand eine Überlegung darin, Leukämiezellvakzine herzustellen, welches aus Dendriten des allogenen Spenders gepulst mit

CML Zellen des Patienten besteht, um sekundär über die in vivo aktivierten CD8+ T-Zellen einen antileukämischen Effekt zu erzielen. Des Weiteren sollte demonstriert werden, dass über diese Stimulation kein GvHD- Effekt ausgelöst wird. Ein Vorteil dieser Behandlung wäre dann eine geringere Rückfallrate und dadurch bedingt eine geringere Sterblichkeit. Man nimmt heute an, dass die GvL-Reaktion und die GvHD nach allogener Knochenmarktransplantation davon abhängig sind, an welche antigenen Zielstrukturen sie gekoppelt sind, und dass beide Prozesse nicht zwangsläufig miteinander verbunden sein müssen. Wird ein Patient von einem nicht komplett HLA identischen Spender transplantiert, so sind es die HLA-Moleküle der Klasse I und der Klasse II, gegen die die Reaktion gerichtet ist. Da diese Moleküle überall auf Körperzellen exprimiert werden, ist die Folge eine stark ausgeprägte GvHD. Im HLA-identischen System sind es die sogenannten mHags. Die meisten mHags werden in mehreren Geweben produziert. Bekannt ist, dass es verschiedene mHags gibt, die ausschließlich im hämatopoetischem System exprimiert werden (de Buerger et al. 1992, Dolstra et al. 1997, Mutis et al. 1999). Ein Ansatz dieser Arbeit war daher, durch Leukämiezellvakzine eine Immunantwort zu induzieren, die gegen mHags gerichtet ist, die ausschließlich auf hämatopoetischen Zellen präsentiert werden, so dass dadurch die Möglichkeit bestände, spezifische leukämische Blasten zu zerstören, ohne dass andere Gewebe geschädigt werden könnten. Grundlage der hier vorliegenden Arbeit waren die erfolgversprechenden Ergebnisse von Kammula und Mitarbeitern (Kammula US, et al. 2000). Diese untersuchten Patienten die an einem metastasierten Melanom erkrankt waren. Sie setzten als Vakzine periphere Blutstammzellen ein und verglichen deren IFN-γ und CD8+ T-Zell mRNA Expression. Die mRNA Expression wurde mittels einer quantitativen Real-Time PCR gemessen. Hier wurden periphere Blutstammzellen der Patienten vor und nach der Vakzinierung auf deren IFN-γ mRNA Expressionen untersucht. Es zeigte sich, dass bei 63% der Patienten mittels der Vakzinationen durch periphere Blutstammzellen ein signifikanter Anstieg an IFN-γ induziert werden konnte. Zur Darstellung einer Immunreaktion wurde in dieser Arbeit eine quantitative Real-Time PCR etabliert analog der Arbeit von Kammula und Mitarbeitern (Kammula US, et al.). Zur Herstellung des Vakzine wurden dendritische Zellen verwendet. Da die im peripheren Blut vorkommenden Monozyten zu dendritische Zellen differenzieren können, wenn sie mit entsprechenden Zytokinen inkubiert werden (Peters et al. 1996), wurde in dieser Arbeit humanes Interleukin 4, GM-CSF (Granulocyte-makrophagen-colony-stimulating Faktor) sowie TNF- eingesetzt. Um eine ausreichende Menge an dendritischen Zellen herzustellen, konnte eine Inkubationszeit von fünf Tagen festgelegt werden, was in Vorversuchen die größte Zellmenge erbrachte. Zur besseren Differenzierung der Zellen wurde TNF-α hinzugefügt und der Ansatz für weitere zwei Tage inkubiert. So konnte im Vorfeld der zeitliche Ablauf vorhergesehen werden, um eine optimale Zellzahl zur Herstellung der Vakzine zu bestimmen. Eine Vielzahl von komplexen Zell-, Protein- und Zytokinkaskaden wurde durch eine passive oder aktive Immunisierung erwartet. Eine weitere Überlegung war es , einen optimalen messbaren Parameter zu finden, der bei Tumorpatienten eine Aussage über die allgemeine Aktivität des Immunsystems macht, und über die Fähigkeit des Immunsystem eine antitumorale Wirkung hervorrufen zu können. In verschiedenen Arbeiten wurde anhand der IFN-γ Konzentration eine Aussage über die Immunreaktion nach Vakzinierungen mit Tumorpeptiden gemacht. In der Arbeit von Kammula und Mitarbeitern konnte ein signifikanter Anstieg von IFN-γ verzeichnet werden (Kammula U.S. 2000). IFN-γ ist ein dimeres Protein, welches überwiegend immunmodulatorische Wirkungen besitzt. Unter anderem reguliert es die Expression von HLA-Klasse I und II Antigenen, welche später in der Arbeit erläutert werden. IFN-γ wird durch T-Zellen und natürliche Killerzellen synthetisiert, so dass dieser Zusammenhang für die Arbeit genutzt wurde. Eine Beeinträchtigung der aktiven Immunantwort bei Tumorpatienten ist zum großen Teil durch ihre Immunsuppression bedingt. Daher wurde bei beiden Patienten die intrazelluläre IFN-γ Expression in T-Lymphozyten vor der eigentlichen Vakzinierung gemessen. So konnte bei beiden Probanden eine messbare Ausgangskonzentration an IFN-γ nachgewiesen werden. Einen Rückschluss, ob es einen Zusammenhang zum Rezidivstadium der Patienten gibt, konnte nicht gemacht werden, da jeweils unterschiedliche T-Zell Konzentrationen vorlagen. Wichtig war es daher herauszufinden, ob die Lymphozyten der Patienten direkt durch die Leukämiezellvakzine stimuliert werden würden. Die gemessenen Daten konnten dies bestätigen. Während der extramedullär rezidivierte Patient (Patient I) eine deutlich höhere Ausgangsexpression an IFN-γ mRNA und CD8+ T-Zell mRNA zeigte, und diese im Verlauf der weiteren Vakzinierung noch zu steigern war, zeigte Patient II eine deutliche Stimulation erst nach der dritten Vakzinierung. Somit stellt sich die Frage, warum es gelungen ist bei einem der Patienten eine konstant ansteigende Expression an IFN-γ zu erzielen, wohingegen der andere Patient nach einem Vakzinierungszyklus den höchsten Anstieg an IFN-γ zeigte, danach aber wieder deutlich abfiel. Bei dem Patienten im hämatologischem Rezidiv musste nach der dritten Vakzinierung die Versuchsreihe abgebrochen werden, da eine weitere Stimulation des Immunsystems nicht zu verzeichnen war, und der Patient einen Progress seiner Erkrankung zeigte. Wie schon in der Studie von Nielsen und Mitarbeitern (Nielsen MB, et al. 2000) angenommen und nachgewiesen, musste auch hier davon ausgegangen werden, dass die Expression von IFN-γ eine down -Regulation der HLA Antigene induziert hatte und so zu einer Reduktion der T-Zell Antwort geführt haben könnte. Aufgrund der geringen Patientenzahl (n=2) und der daraus resultierten Ergebnisse, muss diese Annahme zunächst rein hypothetisch bleiben und könnte in weiteren Studien untersucht werden. Die Messung an CD8+ Zellen spielt bei der Vakzinierung durch Tumorpeptide ebenfalls eine zelluläre Bedeutung. In vielen verschiedenen Studien, unter anderem auch an Tiermodellen (Stuhler et al. 1994, Hoffmann K., et al. 2000, Rosenberg A., et al. 2006), konnte schon frühzeitig nachgewiesen werden, dass zytotoxische T-Zellen insbesondere CD8+ T-Zellen eine Tumorausbreitung kontrollieren, beziehungsweise den Organismus davor schützen können. So konnte weiterhin gezeigt werden, dass tumorspezifische CD8+ T-Zellen in der Lage sind, nach adoptivem Transfer, Tumore zu zerstören (Valmori D., et al. 2002). Diese Erkenntnisse wurden verwendet, um nachweisen zu können, ob eine Vakzinierung mit Leukämiezelllysat die CD8+ T-Zell Reihe genügend stimuliert, um so einen antileukämischen Effekt zu erzielen. Um die Expression an CD8+ T-Zellen zu messen, wurde ebenfalls analog der Studie von Kammula und Mitarbeitern (Kammula et al. 2000), eine quantitative Real-time PCR etabliert. Wie schon zuvor bei der Messung des IFN-γ, wurde die Konzentration an CD8+ T-Zellen vor der Vakzinierung und zwischen den Vakzinierungszyklen bestimmt. Eine grundlegende Annahme war hier, dass die CD8+ T-Zellkonzentration und die IFN-γ Konzentration zu nimmt. So konnte erneut ein unterschiedliches Ansprechen der Vakzinierung bei beiden Patienten dokumentiert werden. Der Patient im hämatologischen Rezidiv (Patient II) zeigte einen höheren Ausgangswert an CD8+ T-Zell mRNA, als der Patient mit dem extramedullären Rezidiv, was wiederum einen Rückschluss auf den Zusammenhang der Krankheitsphase und das Ansprechen einer Therapie zulassen konnte. Infolge dessen kam es daher bei Patient II zu keiner deutlichen Stimulierung seiner T-Zellreihe. Unter diesem Aspekt könnte man von einem Versagen eventueller physiologischer Kontrollmechanismen sprechen, die nicht nur bei der Vakzinierung, sondern auch bei Folgetherapien als deutlich schlechteres Ansprechen in diesem Krankheitsstadium dokumentiert wurden. Anders stellte sich dies bei dem Patienten im stabilen extramedullärem Rezidivstadium dar. Hier konnte eine deutliche kontinuierliche CD8+ T-Zell Expression gemessen werden. Da dieser Patient nach den Vakzinierungsreihen ein Fortschreiten des Rezidivs entwickelte, stellt sich die Frage, ob die CD8+ T-Zellen ihre antitumorale Aktivität durch inhibierende Zytokine oder Zellkaskaden nicht weiter steigern konnten, oder ob bestimmte Oberflächenmarker an den tumoralen Zellen nicht in ausreichendem Maße vorhanden waren. Hier sollte ebenfalls der Aspekt der manifesten chronischen GvHD dieses Patienten beachtet werden. Wie oben schon kurz erwähnt, können zytotoxische CD8+ T-Zellen antigene Peptide nur im Kontext mit dem MHC-Klasse-I-Komplex (Zinkernagel u. Doherty 1974) erkennen. So wäre anzunehmen, dass die Expression der MHC- Klasse I- Komplexe, welche durch Interferone reguliert werden, durch die absinkende IFN-γ Konzentration ebenfalls abnimmt. Im Umkehrschluss hätte dies zur Folge, dass trotz steigender CD8+ Zellen kein antitumoraler Effekt, und in dieser Untersuchung kein antileukämischer Effekt erfolgte. Eine andere Interpretationsmöglichkeit wäre, wie schon in der Arbeit von Sieweke und Bissel 1994 (Sieweke MH, et al. 1994) beschrieben, dass die Rate der CD8+ T-Zellen, die Infiltration an Tumorzellen durch zusätzliche Wachstumsfaktoren steigern kann. Dies wäre eine Erklärung dafür, weshalb der Patient im hämatologischen Rezidivstadium ein Fortschreiten seiner Erkrankung zeigte. Schlussfolgernd stellt sich hypothetische die Frage, ob die Vakzinierung diesen Effekt verstärkt hat. Obwohl diese Daten eine Korrelation zwischen molekulargenetischem Ansprechen und Immunantwort nahe legen, ist zu bedenken, dass die Immunantwort bei Patienten mit kompletten molekulargenetischen Ansprechen durchaus auch nur Ausdruck einer allgemeinen Verbesserung von T-Zell Immunität nach kompletter Remission der Leukämie sein könnte. Guarini und Mitarbeiter haben eine solche allgemeine Verbesserung von Immunantworten bei CML-Patienten beschrieben (Guarini A. 2001). Eine weitere mögliche Erklärung der Ergebnisse wäre eine Reaktivierung von zuvor funktionell defekten T-Zellen, oder auch lediglich eine Anhebung der relativen Frequenz von spezifischen CD8+ T-Zellen als Folge der Prästimulation, mit einer Expansion von T-Zellen. Um einen sensitiven Parameter für das Krankheitsstadium der Patienten zu erhalten, wurde die etablierte Methode von Elmaagacli und Mitarbeitern aufgenommen (Elmaagacli et al. 2000), und gleichzeitig zur Vakzinierung die bcr-abl Transkripte mittels Real-time PCR quantifiziert. Da das charakteristische Merkmal der Zellen von Patienten mit CML die Präsenz der bcr-abl Translokation ist, wurde diese Expression, wie schon erwähnt, während der gesamten Studiendauer mitbestimmt. Das bcr-abl-Protein ist im Zytoplasma lokalisiert und sollte daher über den MHC-Klasse-I-Weg prozessiert und präsentiert werden. Die Hypothese, dass eine gegen bcr-abl gerichtete Immunität klinisch relevant sein könnte, wird durch die Ergebnisse einer epidemiologischen Studie unterstützt. Diese Studie belegt, das HLA-A3- und HLA-B8 positive Individuen ein verringertes relatives Risiko haben, an einer CML zu erkranken (Posthuma EF, Falkenburg HJ 1999). So konnte durch diese Messungen ein Abfall des Transkriptes bei dem Patienten im hämatologischen Rezidiv zunächst beobachtet werden, welches allerdings nach abfallenden IFN-γ Werten wieder zunahm, so dass bei diesem Patienten kein anhaltender Effekt der Vakzinierung zu verzeichnen war. Die Daten in dieser Arbeit können einen Zusammenhang mit dem Vakzin und dessen Einfluss auf die Exprimierung des bcr-abl-Proteins darlegen. Während die bcr-abl Expression bei dem Patienten im hämatologischen Rezidiv absank, zeigte sich ein Anstieg der IFN-γ Expression. Hier wären allerdings Optimierungen im Hinblick der antigenpräsentierenden Zellen notwendig, um einen langanhaltenden Effekt der Supprimierung des bcr-abl-Proteins zu erreichen. Wie aus den Daten ersichtlich wird, ist es schwierig eine geeignete Konzentration an CD8+ T-Zellen zu aktivieren, um bei diesen Patienten einen erfolgreichen Effekt im Hinblick einer antitumoralen Therapie zu erzielen. Dagegen ist nach wie vor offen, ob zu dieser Immuntherapie nicht komplementäre Behandlungen notwendig sind, um den Effekt der CD8+ T-Zellen während der ersten Vakzinierungszyklen aufrecht erhalten zu können. Zusätzlich muss bedacht werden, dass die Patienten zahlreiche Vorbehandlungen hatten und eventuelle Immuntherapeutika oder Zytokine einen divergenten Effekt auf die Vakzinierung hatten. Dies wurde im Hinblick der fortgeschrittenen Krankheitsstadien beider Patienten nicht weiter untersucht. Trotz der bis dahin eher unbefriedigenden Datenlage, konnte ein therapeutisches Potential adoptiver Vakzinierung bei den CML-Patienten gesehen werden. Da keine körperfremden Eiweiße zur Herstellung der Vakzine benutzt wurden, zeigten beide Patienten keine speziellen Nebenwirkungen wie zum Beispiel Fatigue, Fieber, kardiovaskuläre oder gastrointestinale Komplikationen, welche bei zugelassenen Impfstoffen als häufiges Nebenwirkungsprofil beschrieben werden. Weiterhin lässt es sich schnell und kostengünstig herstellen und könnte somit für verschiedene andere Vakzinierungsansätze eingesetzt werden. Hier wäre denkbar, CML Patienten nach allogener Stammzelltransplantation mit Nachweis einer MRD zu vakzinieren, oder in Kombination mit Tyrosinkinaseinhibitoren. Im Hinblick anderer Tumorentitäten könnte das Vakzin zur Stabilisierung des Immunsystems, zum Beispiel, bei Patienten nach allogener Stammzelltransplantation bei Lymphomen oder beim Multiplen Myelom als Nachbehandlung eingesetzt werden.

6. Zusammenfassung

Im Gegensatz zu früheren Annahmen konnte inzwischen klar belegt werden, dass sich das Immunsystem bereits spontan mit Tumoren auseinandersetzt. Beim Prostata-Karzinom, beim Melanom, aber auch bei anderen soliden Tumoren und Leukämien können zytotoxische Effektor-T-Zellen im peripheren Blut nachgewiesen werden. Es ist allerdings noch unklar warum Tumore dennoch nicht vom Immunsystem zerstört werden. Weiterhin ist es nach wie vor schwierig, insbesondere bei leukämischen Erkrankungen einen geeigneten Vektor für eine Immunisierung zu finden. Auf Grund dieser Feststellungen, sollte in dieser Arbeit versucht werden durch eine adoptive Immuntherapie, mittels dendritischer Spenderzellen und lysierten chronischen-myeloischen Leukämie (CML) Zellen des Empfängers, den Immunstatus von CML Patienten nach allogener Stammzelltransplantation zu stimulieren. Parameter sollten das progressionsfreie Überleben, die Induktion eines antileukämischen Effektes, sowie das molekulare Monitoring durch bcr-abl sein. Angelehnt an den Ansatz von Kammula und Mitarbeitern sowie von Nielsen und Mitarbeitern, die über tumorpeptidbeladenen dendritischen Spenderzellen Vakzine herstellten, wurde dieser Ansatz für CML Patienten nach allogener Stammzelltransplantation übernommen. Als Nachweisverfahren eines antileukämischen, beziehungsweise zytotoxischen Immuneffektes diente eine quantitative Real-time Polymerase-Ketten-Reaktion (PCR). Als Parameter wurde die Expression an IFN-γ mRNA, CD8+ T-Zell mRNA und das Fusionsprotein bcr-abl gemessen. Die in dieser Arbeit dargestellten Ergebnisse zeigen eine dreifach erhöhte IFN-γ mRNA-Expression in T-Lymphozyten nach Sensibilisierung mit Leukämiezellvakzinen. Dies lässt vermuten, dass eine Immuntherapie mit tumorantigenbeladenen Dendriten das Immunsystem so gut stimuliert, dass es zum klinischen Erfolg der Patienten beiträgt. Hier konnte allerdings kein klinisch signifikanter Erfolg erzielt werden. Dennoch war an Hand der erhobenen Messparameter ein positiver Einfluss auf den molekulargenetischen Nachweis des Fusionsproteins bcr-abl zu verzeichnen. Während die Konzentration an IFN-γ anstieg, fiel der Wert von bcr-abl prozentual um das 3-fache ab. Im Hinblick einer Verlängerung des progressionsfreien Überlebens oder Verhinderung einer Graft-versus-Host-Reaktion kann durch die palliative Situation der ausgesuchten Patienten keine eindeutige Aussage gemacht werden. Es konnte allerdings eine eindeutige Induktion einer Graft-versus-Leukämie-Reaktion gezeigt werden. Ein weiterer Erfolg dieser Arbeit zeigt die gute Verträglichkeit der Vakzine ohne therapieassoziierte Toxizitäten und das relativ unkomplizierte und kostengünstigeHerstellungsverfahren.

7. Literaturverzeichnis

1. Apperley, J. F., Mauro, F. R., Goldman, J. M., Gregory, W., Arthur, C. K., Hows, J., Arcese, W., Papa, G., Mandelli, F., Wardle, D.(1988)
Bone marrow transplantation for chronic myeloid leukaemia in first chronic phase: Importance of a graft-versus-leukaemia Effekt.
BR J Haematol. 69(2), 239-45

2. Banchereau, J., Steinman, R. M. (1998) Dendritic cells and the control of immunity.
Nature 392(6673), 245-252

3. Brossart, P., Wirths, S., Stuhler, G., Reichardt, V. L., Kanz, L., Brugger, W. (2000)
Induction of cytotoxic T-lymphocyte responses in vivo after vaccinations with peptide-pulsed dendritic cells
Blood 96(9), 3102-8

4. Cross, N. C., Feng, L., Chase, A., Bungey, J., Hughes, T. P., Goldman, J. M. (1993)
Competitive polymerase chain reaction to estimate the number of BCR-ABL transcripts in chronic myeloid leukemia patients after bone marrow Transplantation
Blood 82(6), 1929-36

5. De Bueger, M., Bakker, A., Van Rood, J. J., Van der Woude, F., Goulmy, E. (1992)
Tissue distribution of human minor histocompatibility antigens. Ubiquitous versus restricted tissue distribution indicates heterogeneity among human cytotoxic T lymphocyte-defined non-MHC Antigens
J Immunol. 149(5), 1788-94

6. Dolstra, H., Fredrix, H., Preijers, F., Goulmy, E., Figdor, C. G., de Witte, T. M., van de Wiel-van Kemenade, E. (1997)
Recognition of a B cell leukemia-associated minor histocompatibility antigen by CTL
J Immunol. 158(2), 560-5

7. Eibl, B. Ebner, S. Duba, C. Bock, G. Romani, N. Erdel, M. Gachter, A. Niederwieser, D., Schuler, G. (1997)
Dendritic cells generated from blood precursors of chronic myelogenous leukemia patients carry the Philadelphia translocation and can induce a CML-specific primary cytotoxic T-cell response
Genes Chromosomes Cancer 20(3), 215-23

8. Elmaagacli, A.H., Beelen, D. W., Opalka, B. Seeber, S., Schaefer, U.W. (2000)
The amount of BCR-ABL fusion transcripts detected by the real-time quantitative polymerase chain reaction method in patients with Philadelphia chromosome positive chronic myeloid leukemia correlates with the disease stage
Ann Hematol. 79(8), 424-31

9. Elmaagacli, A.H., Peceny, R., Steckel, N., Trenschel, R., Ottinger, H., Grosse-Wilde, H., Schaefer, U. W., Beelen, D.W. (2003)
Outcome of transplantation of highly purified peripheral blood CD34+ cells with T-cell add-back compared with unmanipulated bone marrow or chronic phase chronic myeloid leukemia
Blood 101(2), 446-53

10. Guarini, A.Breccia, M. Montefusco, E.Petti, M. C. Zepparoni, A.Vitale, A.Foa, R. (2001)
Phenotypic and functional characterization of the host immune compartment of chronic myeloid leukaemia patients in complete haematological remission
BR J Haematol 113(1), 136-42

11. Hoffmann, T.K., Meidenbauer, N., Dworacki, G., Kanaya, H., Whiteside, T.L. (2000)
Generation of tumor-specific T-lymphocytes by cross-priming with human dendritic cells ingesting apoptotic tumor cells
Canc Res. 60(13), 3542-9

12. Horowitz, M. M., Gale, R. P., Sondel, P. M., Goldman, J. M., Kersey, J., Kolb, H. J., Rimm, A. A., Ringden, O., Rozman, C., Speck, B. (1990)
Graft-versus-leukemia reactions after bone marrow Transplantation
Blood 75(3), 555-62

13. Hsu, F. J., Benike, C., Fagnoni, F., Liles, T. M., Czerwinski, D., Taidi, B., Engleman, E. G., Levy, R. (1996)
Vaccination of patients with B-cell lymphoma using autologous antigen-pulsed dendritic cells
Nat Med. 2(1), 52-8

14. Hwu, P., Du, M.X., Lapointe, R., Do, M., Taylor, M. W., Young, H. A. (2000)
Indoleamine 2,3-dioxygenase production by human dendritic cells results in the inhibition of T cell proliferation
J Immunol. 167(7), 3596-9

15. Jain N, Reuben JM, Kantarjian H, Li C, Gao H, Lee BN, Cohen EN, Ebarb T, Scheinberg DA, Cortes J. (2009)
Synthetic tumor-specific breakpoint peptide vaccine in patients with chronic myeloid leukemia and minimal residual disease: a Phase 2 Trial
Cancer 115(17), 3924-34

16. Kammula, U.S., Marincola, F. M., Rosenberg, S. A. (2000)
Real-time quantitative polymerase chain reaction assessment of immune reactivity in melanoma patients after tumor peptide vaccination
J Natl Cancer Inst. 92(16), 1336-44

17. Kantoff, P.W., Schuetz, T., Blumenstein, B.A., Glode, M.M., Bilhartz,D., Gulley, J., Schlom, J., Laus, R., Godfrey, W. (2009)
Overall survival (OS) analysis of a phase II randomized controlled trial (RCT) of a poxviral-based PSA targeted immunotherapy in metastatic castration resistant prostate cancer (mCRPC)
J Clin Oncol 27(15s), suppl; abstr. 5013

18. Keilholz U, Letsch A, Busse A, Asemissen AM, Bauer S, Blau IW, Hofmann WK, Uharek L, Thiel E, Scheibenbogen C. (2009)
A clinical and immunologic phase 2 trial of Wilms tumor gene product 1 (WT1) peptide vaccination in patients with AML and MDS
Blood 113(26), 6541-8

19. Kloosterboer, F.M., van Luxemburg-Heijs, S. A.van Soest, R. A. Barbui, A. M.van Egmond, H. M. Strijbosch, M. P. Kester, M. G. Marijt, W. A. Goulmy, E.Willemze, R. Falkenburg, J. H. (2004)
Direct cloning of leukemia-reactive T cells from patients treated with donor lymphocyte infusion shows a relative dominance of hematopoiesis-restricted minor histocompatibility antigen HA-1 and HA-2 specific T cells
Leukemia 18(4), 798-808

20. Kolb, H.J., Mittermuller, J., Clemm, C., Holler, E., Ledderose, G., Brehm, G., Heim, M., Wilmanns, W. (1990)
Donor leukocyte transfusions for treatment of recurrent chronic myelogenous leukemia in marrow transplant patients
Blood 76(12), 2462-5

21. Kolb, H.J., Schattenberg, A., Goldman, J. M., Hertenstein, B., Jacobsen, N., Arcese, W., Ljungman, P., Ferrant, A., Verdonck, L., Niederwieser, D. van Rhee, F., Mittermueller, J., de Witte, T., Holler, E., Ansari, H. (1995)
Graft-versus-leukemia effect of donor lymphocyte transfusions in marrow grafted patients
Blood 86(5), 2042-50

22. Kruse, N., Pette, M., Toyka, K., Rieckmann, P. (1997)
Quantification of cytokine mRNA expression by RT PCR in samples of previously frozen blond
J Immunol. Methods 210(2), 195-203

23. Kwok, S., Higuchi, R. (1989)
Avoiding false positives with PCR
Nature 339(6221), 237-8

24. Mahnke, K., Schmitt, E., Bonifaz, L., Enk, A. H., Jonuleit, H. (2002)
Immature, but not inactive: the tolerogenic function of immature dendritic cells
Immunol Cell Biol. 80(5), 477-83

25. Marchand, M., van Baren, N., Weynants, P., Brichard, V., Dreno, B. Tessier, M. H., Rankin, E., Parmiani, G., Arienti, F., Humblet, Y., Bourlond, A., Vanwijck, R., Lienard, D., Beauduin, M., Dietrich, P. Y. Russo, V., Kerger, J., Masucci, G., Jager, E., De Greve, J., Atzpodien, J., Brasseur, F., Coulie, P. G., van der Bruggen, P., Boon, T. (1999)
Tumor regressions observed in patients with metastatic melanoma treated with an antigenic peptide encoded by gene MAGE-3 and presented by HLA-A1
Int J Cancer 80(2), 219-30

26. Mathe, G., Amiel, J.L., Schwarzenberg, L., Cattan, A., Schneider, M. (1965)
Adoptive immunotherapy of acute leukemia: experimental and clinical results
Cancer Res.25(9), 1525-31

27. Munker, R., Gunther, W., Kolb, H. J. (2002)
New concepts about graft-versus-host and graft-versus-leukaemia-reactions. A summary of the 5th International Symposium held in Munich, 21 and 22 March 2002
Bone Marrow Transplant 30(9), 549-56

28. Mutis, T., Verdijk, R., Schrama, E., Esendam, B., Brand, A., Goulmy, E. (1999)
Feasibility of immunotherapy of relapsed leukemia with ex vivo-generated cytotoxic T lymphocytes specific for hematopoietic system-restricted minor histocompatibility Antigens
Blood 93(7), 2336-41

29. Nieda, M. Nicol, A.Kikuchi, A.Kashiwase, K.Taylor, K.Suzuki, K.Tadokoro,K.Juji, T. (1998)
Dendritic cells stimulate the expansion of bcr-abl specific CD8+ T cells with cytotoxic activity against leukemic cells from patients with chronic myeloid leukemia
Blood 91(3), 977-83

30. Nielsen, M.B., Monsurro, V., Migueles, S. A., Wang, E., Perez-Diez, A., Lee, K. H., Kammula, U., Rosenberg, S. A., Marincola, F. M. (2000)
Status of activation of circulating vaccine-elicited CD8+ T cells
J Immunol. 165(4), 2287-96

31. Posthuma, E. F.Falkenburg, J. H.Apperley, J. F.Gratwohl, A.Roosnek, E. Hertenstein, B. Schipper, R. F. Schreuder, G. M. D'Amaro, J. Oudshoorn, M.van Biezen, J. H. Hermans, J. Willemze, R. Niederwieser, D. (1999)
HLA-B8 and HLA-A3 coexpressed with HLA-B8 are associated with a reduced risk of the development of chronic myeloid leukemia
Blood 93, 3863-3865

32. Rammensee, H.G. Falk, K. Rotzschke, O. (1993)
Peptides naturally presented by MHC class I molecules
Annu Rev Immunol.11, 213-44

33. Renner, C., Kubuschok, B., Trumper, L., Pfreundschuh, M. (2001)
Clinical approaches to vaccination in oncology
Ann Hematol.80(5), 255-66

34. Rissoan, M.C., Soumelis, V., Kadowaki, N., Grouard, G., Briere, F. de Waal Malefyt, R., Liu, Y. J. (1999)
Reciprocal control of T helper cell and dendritic cell Differentiation
Science 283(5405), 1183-6

35. Rojas, J.M., Knight, K., Wang, L., Clark, R. E. (2007)
Clinical evaluation of BCR-ABL peptide immunisation in chronic myeloid leukaemia: results of the EPIC study
Leukaemia 21(11), 2287-95

36. Rosenberg, S.A., Sherry, R. M., Morton, K. E., Yang, J. C., Topalian, S. L. Royal, R. E., Kammula, U. S., Restifo, N. P., Hughes, M. S., Schwarz, S. L., Ngo, L. T., Mavroukakis, S. A., White, D. E. (2006)
Altered CD8(+) T-cell responses when immunizing with multiepitope peptide vaccines
J Immunother 29(2), 224-31

37. Rosenberg, S.A., Yang, J. C., Schwartzentruber, D. J., Hwu, P., Marincola, F. M., Topalian, S. L., Restifo, N. P., Dudley, M. E., Schwarz, S. L., Spiess, P. J. Wunderlich, J. R., Parkhurst, M. R., Kawakami, Y., Seipp, C. A., Einhorn, J.   H., White, D. E. (1998)
Immunologic and therapeutic evaluation of a synthetic peptide vaccine for tue treatment of patients with metastatic melanoma
Nat. Med. 4(3), 321-7

38. Sallusto, F., Lanzavecchia, A. (1999)
Mobilizing dendritic cells for tolerance, priming, and chronic inflammation
J Exp Med. 189(4), 611-4

39. Sieweke MH, Bissell MJ. (1994)
The tumor-promoting effect of wounding: a possible role for TGF-beta-induced stromal alterations.
Crit Rev Oncog. 5(2-3), 297-311

40. Steinmann, J., Kabelitz, D. (2001)
[Immune deficiency]
Dtsch.Med.Wochenschr.126(49), 1403-9

41. Stuhler, G., Walden, P. (1994)
Recruitment of helper T cells for induction of tumor rejection by cytolytic T-lymphocytes
Cancer Immunol Immunother. 39(5), 342-5

42. Suryanarayana, K., Wiltrout, T. A., Vasquez, G. M., Hirsch, V. M., Lifson, J. D. (1998)
Plasma SIV RNA viral load determination by real-time quantification of product generation in reverse transcriptase-polymerase chain Reaktion
AIDS Res Hum Retroviruses 14(2), 183-9

43. Timmerman, J.M., Czerwinski, D. K., Davis, T. A., Hsu, F. J., Benike, C. Hao, Z. M., Taidi, B., Rajapaksa, R., Caspar, C. B., Okada, C. Y., van Beckhoven, A., Liles, T. M., Engleman, E. G., Levy, R. (2002)
Idiotype-pulsed dendritic cell vaccination for B-cell lymphoma: clinical and immune responses in 35 patients
Blood 99(5), 1517-26

44. Valmori, D., Scheibenbogen, C., Dutoit, V., Nagorsen, D., Asemissen, A. M. Rubio-Godoy, V., Rimoldi, D., Guillaume, P., Romero, P., Schadendorf, D. Lipp, M., Dietrich, P. Y., Thiel, E., Cerottini, J. C., Lienard, D., Keilholz, U. (2002)
Circulating Tumor-reactive CD8(+) T cells in melanoma patients contain a CD45RA(+)CCR7(-) effector subset exerting ex vivo tumor-specific cytolytic activity
Cancer Res. 62(6), 1743-50

45. Weiden, P.L., Flournoy, N., Sanders, J. E., Sullivan, K. M., Thomas, E. D. (1981)
Antileukemic effect of graft-versus-host disease contributes to improved survival after allogeneic marrow Transplantation
Transplant Proc.13(1Pt1), 248-51

46. Weiden, P.L., Flournoy, N., Thomas, E. D., Prentice, R., Fefer, A., Buckner, C. D., Storb, R. (1979)
Antileukemic effect of graft-versus-host disease in human recipients of allogeneic-marrow grafts
N Engl J Med. 300(19), 1068-73

47. Zinkernagel, R.M., Doherty, P. C. (1974)
Immunological surveillance against altered self components by sensitized T-lymphocytes in lymphocytic choriomeningitis
Nature 251(5475), 547-8

8. Anhang

Abkürzungsverzeichnis

ALL	Akute lymphatische Leukämie
AML	Akute myeloische Leukämie
APC	Antigen presenting cells
ATG	Anti-Thymozyten-Globulin
CD	Cluster of differentiation
CML	Chronische myeloische Leukämie
DC	Dendritic Cell (Dendritische Zelle)
DLI	Donor lymphocyte infusion (Spenderlymphozyteninfusion)
ECOG	Eastern Cooporative Oncology Group (Performance status)
FACS	Fluorescence activated cell sorting
GM-CSF	Granulo-and monocyte colony stimulating factor
GvHD	Graft-versus-host disease: Transplantat gegen Wirt Krankheit
GvL	Graft-versus-leukemia: Transplantat gegen Leukämie
HLA	Humanes Leukozyten-Antigen
IFN	Interferon
IL	Interleukin
KMT	Knochenmarktransplantation
MDS	Myelodysplastisches Syndrom
MRD	Minimal residual disease (minimale Resterkrankung)
mHA	Minor histocompatibility complex
NHL	Non-Hodgkin-Lymphom
PCR	Polymerase chain reaction
PSA	Prostata spezifisches Antigen

OKT3	Muronomab (CD3+ T-Zell-Antikörper)
VOD	Veno-occlussiv-disease
WT1	Wilms Tumor Gen Produkt 1

Legende

Abbildung 1, Seite 7:

FISH-Untersuchung von Zellen eines CML-Patienten: a) Metaphasen-FISH, b) Interphasen-FISH. Die Hybridisierung erfolgte mit Sonden für bcr (grün) und abl (rot), die Kolokalisation der bcr- und abl-Signale entspricht dem bcr-abl Fusionsgen. Zur Verfügung gestellt vom Institut für Humangenetik am Universitätsklinikum Münster, mit freundlicher Genehmigung von Frau Dr. rer. nat. Sarah Volpert.

Abbildung 2, Seite 22:

Zeitplan über Applikation des Vakzins und Messung der Parameter: IFN-γ mRNA, CD8+ T-Zell mRNA, bcr-abl.

Graphik 1, Seite 40:

Ergebnisse der Vakzination bei Patient I, wiedergegeben durch die Expression von IFN-γ und CD8+ T-Zell mRNA.

Graphik 2, Seite 40:

Ergebnisse der Vakzination bei Patient I, wiedergegeben als Quotient auf IFN-γ/CD8+ T-Zell mRNA Expression.

Graphik 3, Seite 42:

Ergebnisse der Vakzination bei Patient II, wiedergegeben durch die Expression von IFN-γ und CD8+ T-Zell mRNA.

Graphik 4, Seite 42:

Ergebnisse der Vakzination bei Patient II, wiedergegeben als Quotient aus IFN-γ/CD8+ T-Zell mRNA Expression.

Graphik 5, Seite 44:

Ergebnisse der Vakzination im Vergleich mit beiden Patienten, wiedergegeben durch die Expression von IFN-γ mRNA.

Graphik 6, Seite 46:

Ergebnisse der Vakzination bei Patient II, wiedergegeben als Quotient aus BCR-ABL/GAPDH

10. Danksagung

Für die Unterstützung und Förderung, sowie die freundliche Überlassung des Themas, gilt mein besonderer Dank Herrn Professor Dr. med. A.H. Elmaagacli.

Mein weiterer Dank gilt Herrn Professor Dr. med. D.W. Beelen Direktor der Klinik für Knochenmarktransplantation der Universität Essen-Duisburg, sowie dem ehemaligen Direktor Herrn Prof. Dr. med. U.W. Schaefer. Durch sie wurde mir schon in frühen studentischen Jahren ein Einblick in die Medizin der Knochenmarktransplantation ermöglicht. Des Weiteren danke ich den Mitarbeitern des zuständigen Labors für Immunfluoreszenzmessungen unter der Leitung von Herrn Professor Dr. med. Beelen für die Unterstützung bei der Durchführung der FACS-Analysen.

Weiterhin danke ich von Herzen Frau Katja Schneider (ehemals Ahrens), Frau Melanie Kroll und Frau Ines Riepenhoff für die unterstützende Einarbeitung und Hilfe während der Laborarbeit. Für jedes technische Problem fanden sie schnell eine Lösung.

Ein besonderer Dank gilt den beiden Patienten, die sich in einem fortgeschrittenen Krankheitsstadium bereit erklärt haben, an dieser Studie teilzunehmen.

Abschließend danke ich ganz herzlich meinen Eltern Frau A. Koppelle und Herrn E.J. Koppelle, meinen älteren Geschwistern Stephanie und Patrick Koppelle, sowie meinen Großeltern Frau E. Koppelle, Frau H. Kisthardt und Herrn H. Kisthardt, die mit ihrer tatkräftigen Unterstützung erheblich zum Gelingen meines Studiums und dieser Arbeit beigetragen haben.

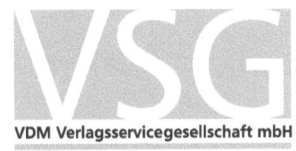

Die VDM Verlagsservicegesellschaft sucht für wissenschaftliche Verlage abgeschlossene und herausragende

Dissertationen, Habilitationen, Diplomarbeiten, Master Theses, Magisterarbeiten usw.

für die kostenlose Publikation als Fachbuch.

Sie verfügen über eine Arbeit, die hohen inhaltlichen und formalen Ansprüchen genügt, und haben Interesse an einer honorarvergüteten Publikation?

Dann senden Sie bitte erste Informationen über sich und Ihre Arbeit per Email an *info@vdm-vsg.de*.

Sie erhalten kurzfristig unser Feedback!

VDM Verlagsservicegesellschaft mbH
Dudweiler Landstr. 99
D - 66123 Saarbrücken

Telefon +49 681 3720 174
Fax   +49 681 3720 1749

www.vdm-vsg.de

Die VDM Verlagsservicegesellschaft mbH vertritt

 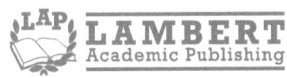 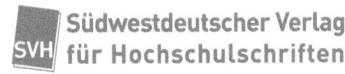

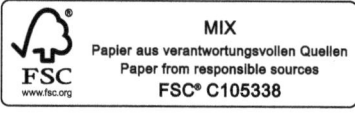

Printed by Books on Demand GmbH, Norderstedt / Germany